नव-मातांसाठी संपूर्ण मार्गदर्शका

स्तनपानाविषयी सर्वकाही

डॉ. शरद प्रभुदेसाई

डायमंड पब्लिकेशन्स

स्तनपानाविषयी सर्वकाही
डॉ. शरद प्रभुदेसाई
Stanpanavishayi Sarvakahi
Dr. Sharad Prabhudesai

मुखपृष्ठ
डायमंड पब्लिकेशन्स

पहिली आवृत्ती : जानेवारी २०२५

ISBN : 978-93-90081-97-4

प्रकाशक
डायमंड पब्लिकेशन्स,
२६४/३ शनिवार पेठ,
अनुग्रह अपार्टमेंट,
ओंकारेश्वर मंदिराजवळ,
पुणे–४११ ०३०.

टे. नं. ८६०००१०४१६
info@dpbooks.in

मुद्रक
ट्रीनिटी अकॅडमी, पुणे

अक्षरजुळणी
समृद्धी, पुणे

प्रस्तावना

प्रसूतीनंतर स्तनपान ही निसर्गाची अमूल्य ठेव! पण प्रगत राष्ट्रांची नक्कल केल्यामुळे काही सुशिक्षित वर्गांमध्ये स्तनपानाचे प्रमाण कमी झाले. जरी अलीकडे स्तनपानाचे प्रमाण वाढत असले तरी त्याबाबतचे गैरसमज, शंका-कुशंका आणि अडचणी या सर्व गोष्टी स्तनपान योग्य प्रकारे करण्यास आड येतात आणि त्यात भर पडते ती माहिती नसणाऱ्यांची भिन्न मतं! अशा वेळी अनुभवी तज्ज्ञांची आवश्यकता भासते की ज्यांच्याकडून योग्य तो सल्ला उपलब्ध होऊन आनंददायी स्तनपान करण्यात मदत होईल.

डॉक्टर शरद प्रभुदेसाई हे फक्त बालरोगतज्ज्ञ नसून सामाजिक जाणीव असलेले एक कार्यकर्ते आहेत. त्यामुळे डॉक्टरांनी अनेक पुस्तकांमार्फत लोकांना उपयोगी पडणाऱ्या अशा विषयांची शिकवण उपलब्ध करून दिली आहे. त्यातला एक महत्त्वाचा प्रयोग म्हणजे 'स्तनपानाविषयी सर्वकाही' हे पुस्तक.

पुस्तकाच्या मथळ्याप्रमाणे या पुस्तकात सर्व प्रकारची माहिती जितकी थोडक्यात नमूद करता येईल तितकी करण्याचा प्रयत्न केला आहे. सोप्या आणि सहज समजेल अशा भाषेत विषय मांडण्याची कला डॉक्टरांना अवगत असल्यामुळे वाचकांना हे पुस्तक नक्कीच आवडेल आणि योग्य प्रकारे स्तनपान करण्यास मार्गदर्शन करेल. योग्य प्रकारे स्तनपान केल्याचा फायदा बाळाला पूर्ण आयुष्यात उपयोगी पडतो आणि त्याची तयारी गरोदरपणीच करणे जरुरीचे असते. हे पुस्तक डोहाळे जेवणाच्या वेळी गरोदर महिलेला भेट म्हणून देण्याजोगे आहे.

या पुस्तकाचा उपयोग सर्व वर्गांतल्या स्त्रियांना व्हावा, हीच डॉक्टरांची आणि माझी इच्छा आहे.

– डॉ. यशवंत आमडेकर,
बालरोगतज्ज्ञ, माजी प्राध्यापक,
जे. जे. हॉस्पिटल आणि ग्रॅंट मेडिकल कॉलेज, मुंबई.

■■

अभिप्राय

डॉ. शरद प्रभुदेसाई यांचे 'स्तनपानाविषयी सर्वकाही' हे पुस्तक वाचायला मिळले. या विषयावर इंग्रजीमध्ये बरीच पुस्तके आहेत, पण मरठीमध्ये त्यांची कमतरता आहे. डॉ. प्रभुदेसाई यांनी अतिशय उपयुक्त असे पुस्तक लिहिले आहे. त्यांनी नुसते स्तनपानाविषयी न लिहिता त्याच्याशी निगडित सर्व बाबींविषयी सविस्तर लिहिले आहे. स्तनपानाचे महत्त्व, दुधातील घटक, त्यांचे फायदे हे तर लिहिले आहेच; पण यासाठी मातेने कोणता आहार घ्यावा, तिने बाकीची काय काळजी घ्यावी, कुठली औषधे या कालावधीत चालतील, स्तनपानात येणाऱ्या अडचणी आणि त्याचे निराकरण कसे करावे, हे डॉक्टरांनी उत्तमरीत्या आणि खुलासेवार लिहिले आहे. या कालावधीतील कुटुंबनियोजन आणि लैंगिक प्रेरणा हे महत्त्वाचे, परंतु काही दुर्लक्षित विषयपण या पुस्तकात आहेत. स्तनपानाबरोबरच बाळांना येणाऱ्या अडचणी आणि त्यांचे निराकरण याविषयीही छान माहिती या पुस्तकात आहे.

मराठीमध्ये स्तनपानाविषयी इतकी सांगोपांग माहिती असलेले पुस्तक माझ्यातरी वाचनात नाही. फक्त मातांना नाही, तर तिच्या पतीलाही आणि घरातील तिची काळजी घेणाऱ्या सर्वांनाच हे पुस्तक उपयुक्त आहे. अधिकाधिक लोकांनी या पुस्तकाचा उपयोग करून घ्यावा, असे मला वाटते.

– डॉ. उदय वंडकर

स्त्रीरोग आणि प्रसूतीतज्ज्ञ,

रत्नागिरी.

■■

मनोगत

हे पुस्तक लिहिण्याची प्रेरणा मला माझे मित्र चिपळूण येथील बालरोगतज्ज्ञ डॉ. संजीव साने यांनी दिली. मी मराठीत वैद्यकीय विषयावर काही पुस्तके लिहिली आहेत. बहुधा त्यामुळेच डॉ. साने यांनी माझ्याकडे एम. आयगरलिखित 'कंप्लीट बुक ऑन ब्रेस्ट फिडिंग' हे पुस्तक पाठवले. लगेच त्यांचा फोन आला, "हे स्तनपानसंबंधी अतिशय सुंदर पुस्तक आहे. तुम्ही वाचा आणि शक्य झाल्यास त्यावरून या विषयावर मराठीत पुस्तक लिहा. तुम्हाला हे काम निश्चित जमेल." त्यांनी पाठवलेले इंग्रजीतील पुस्तक फारच छान आहे. पाचशे पानांच्या ह्या पुस्तकाचा अनुवाद करावा असे मला कधीच वाटले नाही. कारण इतके मोठे पुस्तक वाचायला; लागणारा वेळ आणि धीर, दोन्हीही आपल्याकडील गर्भवती मातांना नसतो. त्यामुळे त्या पुस्तकाचा आधार घेऊन मराठीत छोटेखानी पुस्तक लिहायचे मी ठरवले. तसे मी डॉ. सानेंना कळविले आणि त्यांनाही ही कल्पना पटली.

मला वाटते स्तनपान या विषयावर मराठीत फार पुस्तके नाहीत. या विषयाचा सर्व बाजूंनी केलेला विचार मी या पुस्तकात मांडण्याचा प्रयत्न केला आहे. बऱ्याच वेळा काही गोष्टींची पुनरावृत्ती झालेली आहे. अर्थात, ही पुनरावृत्ती त्या गोष्टी डोक्यात घट्ट बसाव्यात म्हणून मी जाणीवपूर्वक केलेली आहे. भारतात खरेतर मातांचा कल स्तनपान करण्याकडे आहे. लग्न झाले की आपल्याला बाळ होणार आणि त्याला जन्मानंतर स्तनपान करायचे असते, हा अलिखित नियम सर्व स्त्रियांनी मनस्वी स्वीकारलेला आहे. त्यामुळे स्तनपान करणे ही आपल्याकडे समस्या नाही. बहुधा त्यामुळेच गर्भवती मातांना त्यासाठी वेगळे प्रेरित करण्याची गरज पडत नाही. प्रसूतीपूर्व तपासणीदरम्यान वेगळे प्रशिक्षण देण्याची पद्धत नाही. बहुधा स्तनपान करणे ही मातेच्या दृष्टीने सहजावस्थाच असते.

बहुधा म्हणूनच स्तनपानादरम्यान येणाऱ्या अडचणींचा विचार प्रसूतीपूर्व काळात होत नाही. अशा वेळी या पुस्तकाचा उपयोग होऊ शकतो. काही मातांना प्रसूतीपूर्व काळात जर अधिक माहिती जाणून घ्यायची असेल,

त्यावेळीही हे पुस्तक उपयोगी पडू शकते. बरेचदा आई आणि बाळ यांचे नाते व्यवस्थित न जुळल्यामुळे स्तनपानात अडचणी निर्माण होतात. प्रसूतीनंतर पहिल्या दोन-चार दिवसांत हा नात्याचा मेळ नीट बसला पाहिजे. काही वेळा दुधाचे प्रमाण कमी आहे म्हणून बाळाला कावीळ किंवा शरीरातील साखर कमी होऊ नये म्हणून बाहेरचे दूध दिले जाते. मग स्तनपानाकडे दुर्लक्ष होते. तसेच स्तनपान यशस्वी होण्यासाठी नातलग आणि आई यांच्यातील सहकार्य कमी होते. हे सर्व कसे टाळावे, यासाठी प्रसूतीतज्ज्ञांनी गर्भवती मातांना हे पुस्तक वाचावयाचा सल्ला दिल्यास स्तनपानाचे प्रमाण अधिकाधिक वाढेल. त्यादरम्यान येणाऱ्या अडचणींचे निरसन त्वरित होईल आणि पुस्तकाचा हेतू त्यामुळे सफल होईल असे वाटते.

या पुस्तकाचे टंकलेखन माझी पत्नी प्रतिभाने केले. त्याबाबत तिचे कौतुक करावे तितके थोडेच. तसेच पुस्तकातील सुंदर आकृत्या श्रीमती स्वरूपा घवाळी हिने साकारल्या आहेत, तिचेही आभार.

– डॉ. शरद प्रभुदेसाई

टिळक आळी, रत्नागिरी-४१५६१२

मोबाईल नं. : ९४०३३६२३३६

■■

अनुक्रम

१

स्तनपान का द्यावे?

मनुष्य हा सस्तन प्राणी आहे. निसर्गाने स्तनाद्वारे नवजात शिशूच्या भरणपोषणाची सोय केलेली आहे. अर्थात, प्रत्यक्ष निसर्गतःच ही सोय असल्याने बाळाला स्तनपान द्यावे का, हा प्रश्नच उद्भवत नाही. किंबहुना बाळाला स्तनपान न करणे हा गुन्हाच आहे असे वाटते.

पण माणूस फार हुशार असल्याने गाय, म्हैस किंवा इतर प्राण्यांचे दूध तो आपल्या बाळासाठी मिळवू शकतो. त्यामुळे स्तनपानासाठी त्याच्याकडे पर्याय उपलब्ध झाले. पण या प्राण्यांचे दूध हे त्यांच्या अर्भकांसाठी योग्य असते. माणसाचे दूध हे त्याच्या बाळासाठी योग्य असते. आपल्या बाळासाठी हे पर्याय योग्य नाहीत. हे पर्याय माणसाने आपल्या बाळासाठी वापरू नयेत. म्हणूनच स्तनपान करणे कसे योग्य आहे यासंबंधी विचार, प्रचार व प्रसार सुरू झाला. खरेतर स्तनपान हे दिलेच पाहिजे आणि ते देणे कसे योग्य आहे, हे समजून सांगण्याची किंवा पटवून देण्याची तशी गरज नाही. पण स्तनपान वैयक्तिक हानी पोचवते म्हणून काही स्त्रिया स्तनपान द्यायला नाखूश असतात. तसेच ते देताना काही अडचणी येतात म्हणून स्तनपानाविषयी पुस्तके लिहावी लागतात. त्यामुळे स्तनपान करावेच यात दुमत असण्याचे कारण नाही.

स्तनपान कसे योग्य, याचा सखोलपणे विचार करूया. त्याचे असंख्य फायदे स्पष्ट केल्यावर ज्यांना ते देऊ नये असे वाटते त्यांचा विचार नक्कीच बदलेल. म्हणून स्तनपानासंदर्भात अधिकाधिक माहिती घेऊया.

भारतामध्ये अजूनही ८० टक्क्यांहून अधिक मातांचा कल स्तनपान करण्याकडेच असतो. अशिक्षित बायकांना शिकवायची गरजच भासत नाही. त्या निसर्गाला धरूनच चालतात. त्यामुळे बहुसंख्य स्त्रियांची त्याविषयी मनधरणी करावी लागत नाही. पण शिकलेल्या, पुढारलेल्या आणि आपल्या प्रतिमेविषयी जागरूक असणाऱ्या स्त्रियाच स्तनपान करण्यास राजी नसतात.

अशा बायकांना स्तनपानाविषयी मार्गदर्शनाची जरुरी असते. प्रसूतीनंतर योग्य मार्गदर्शन नसेल किंवा काही गैरसमजुती असतील तर स्तनपान करणे कधीकधी कठीण होते. गर्भवती स्त्रियांना बाळासाठी स्तनपान योग्य असते हे समजावून सांगण्याची गरज भारतात अलीकडेच थोड्याफार प्रमाणात भासू लागली आहे.

स्तनपानाचे फायदे बाळासाठी

स्तनपानामुळे माता व बाळ यांच्यामध्ये जवळीक निर्माण होते. कधीही न तुटणारा अनुबंध तयार होतो. बाळाला दूध देणे हे आनंददायी व सुखावह असते. बाळ व आई यांच्यात स्तनपानामुळे तयार होणाऱ्या नात्यातून दोघांनाही समाधान मिळते यात शंकाच नाही. फक्त या एका फायद्यासाठीच स्तनपान करणे योग्य होईल. बाळाला एक प्रकारची सुरक्षितता यामुळे मिळते. अतूट जवळीक निर्माण होते. आता स्तनपानाचे बाळाला व मातेला होणारे फायदे विचारात घेऊ.

बाळाचे पोषण

पहिल्या सहा महिन्यांसाठी आईच्या दुधाएवढे अधिक योग्य दुसरे अन्न नाही. बाळाच्या मेंदूची वाढ ही पहिल्या वर्षात शारीरिक वाढीपेक्षा अधिक झपाट्याने होत असते. पहिल्या तीन वर्षांत बाळाच्या मेंदूची वाढ नव्वद टक्के होते. म्हणूनच मेंदूच्या वाढीसाठी गरज असणारी स्निग्धाम्ले, लॅक्टोज (दुधात असलेली साखर), तसेच प्रथिनेही आईच्या दुधात योग्य प्रमाणात असतात. गायीच्या दुधात प्रथिनांचे प्रमाण जास्त असते ते पहिल्या वर्षात वासराची झपाट्याने शारीरिक वाढ व्हावी म्हणून! त्यामानाने वासराच्या मेंदूची वाढ होत नसते. तसेही गायीच्या दुधातील प्रथिनांचे शोषण बाळाच्या पचनसंस्थेद्वारे योग्य प्रकारे होत नाही. आईच्या दुधातील प्रथिनांचे शोषण जवळ जवळ शंभर टक्के होते. त्यामुळेच गायीचे दूध पिणाऱ्या मुलांना जास्त वेळा शौचाला होते.

गायीचे दूध ज्या मुलांना देतात ती लठ्ठ होण्याची शक्यता अधिक असते. भांड्यातील दूध संपेपर्यंत आई मुलाला दूध देते. या उलट स्तनपान करणारे बाळ पोट भरल्यावर दूध प्यायचे थांबते. तसेच आईच्या सुरुवातीला स्रवणाऱ्या दुधात अधिक प्रथिने असतात, तर शेवटी स्रवणाऱ्या दुधात स्निग्ध पदार्थ अधिक असतात. स्निग्धांशयुक्त दूध शेवटी प्याल्याने बाळाला पोट भरल्याचे समाधान मिळते. त्यामुळे जास्त दूध पिण्याची शक्यता कमी होते. म्हणूनच

स्तनपान करणारी बाळे लठ्ठ होण्याची शक्यता कमी असते.

आईने खाल्लेल्या विविध अन्नपदार्थांमुळे आईच्या दुधाला येणारा स्वाद बाळ अनुभवते. त्यामुळे सहा महिन्यांनंतर बाळ वेगवेगळ्या भाज्या सहज खाते. त्यामुळे आहारातील विविधता अंगी बाणविण्यासाठी अधिक सोयीचे होते.

बाळाचे आरोग्य

आईच्या दुधावर पोषण झालेल्या मुलांचे आरोग्य अधिक चांगले असते. भारतासारख्या विकसनशील देशात स्तनपान करणाऱ्या मुलांची जगण्याची शक्यता अधिक असते, तर इतर दुधावर पोसलेली मुले दगावण्याची शक्यता अधिक असते. स्तनपान करीत असलेल्या मुलांमध्ये हगवण, श्वसनसंस्थेचे आजार, कान फुटणे, मेंदुज्वर, लघवीचा जिवाणू संसर्ग (युरिनरी ट्रॅक इन्फेक्शन) इत्यादी आजारांचे प्रमाण कमी असते. स्तनपान करणाऱ्या मुलांची विष्ठा आम्लधर्मी असल्याने शौच मार्गावर होणारे बुरशी संसर्गाचे प्रमाण कमी होते. हाडाची घनता वाढते. थोडक्यात, स्तनपान करणारी मुले आरोग्यसंपन्न असतात.

पचनक्षमता

आईचे दूध इतर कोणत्याही दुधापेक्षा बाळ सहज पचवू शकते. कारण या दुधात ते पचन होण्यासाठीचे द्रव्य (एन्झायम) असते. म्हणून मातेच्या दुधाचे अतिशय पातळ दही बाळाच्या जठरात तयार होते. हे दही गायीच्या दुधापेक्षा फारच मुलायम असते. त्यामुळे ते सहज शोषले जाते. त्यातच मातेच्या दुधात गायीच्या दुधापेक्षा प्रथिनांचे प्रमाण निम्मे असते. आणि ही प्रथिने बाळ सहजपणे शोषू शकते. आईच्या दुधातील लोह व जस्त हेही अशाच प्रकारे सहजपणे शोषले जातात.

आईच्या दुधामुळे बाळाला जुलाब होत नाहीत किंवा कडक विष्ठाही होत नाही. बाळांना कधीकधी जास्त शौचाला होते तर कधीकधी आठ आठ दिवस शी होतच नाही. पण जेव्हा होते तेव्हा ती पातळ श्रीखंडासारखी असते. कडक कधीच नसते. थोडक्यात, आईचे दूध पिणाऱ्या बाळाने जास्त वेळा शी केली किंवा आठ दिवस शी केलीच नाही तरी घाबरून जाण्याचे काहीच कारण नाही.

पूर्ण दिवस भरण्याच्या आधी जन्मलेल्या बाळाच्या आईचे दूध, त्या बाळाला पचेल असेच असते. त्यामुळे अशा बाळांना आईचे दूध देणेच योग्य!

मनुष्य प्राण्याचे दूध त्याच्या बाळालाच योग्य असते.

प्रत्येक सस्तन प्राण्याच्या दुधातील घटकांचे प्रमाण त्या त्या प्राण्याच्या बाळाला अनुरूप असते. गायीच्या दुधात नसलेले कित्येक घटक मानवी दुधात असतात. आईच्या दुधासारखी तंतोतंत दुधाची पावडर बनवण्याचे काम अजूनतरी शक्य झालेले नाही.

मातेच्या दुधातील घटकांचे प्रमाण दिवसभरात वेळोवेळी बदलत असते. दोन मातांच्या दुधातील घटकांचे प्रमाणही भिन्न असू शकते. म्हणून प्रत्येक मातेचे दूध हे तिच्या बाळासाठीच उपयुक्त असते. अकाली प्रसूत झालेल्या मातेच्या दुधात प्रथिने व स्निग्ध पदार्थाचे प्रमाण अधिक असते. त्यामुळे या कमी दिवसाच्या मुलाची वाढ झपाट्याने होऊ शकते. बाळाच्या मेंदूच्या वाढीसाठी अत्यंत महत्त्वाचा डी.एच् ए. घटक मातेच्या दुधात कटाक्षाने आढळतो. डी.एच.ए. म्हणजे डोकोसाहेक्झॅनोइक ॲसिड या नावाचे स्निग्धाम्ल (फॅटी ॲसिड) असते, म्युसिन नावाच्या नत्राम्लामुळे बाळांमध्ये आतड्याच्या आजाराचे प्रमाण कमी होते.

आईचे दूध बऱ्याच आजारापासून बाळाचे संरक्षण करते.

रोगकारक विषाणू व जिवाणू यांना मारक ठरणारी प्रतिविषे (ॲन्टीबॉडिज) ज्याला शास्त्रीय परिभाषेत इम्युनोग्लोब्युलीन असे म्हणतात. ती आईच्या दुधातून स्रवतात. या प्रतिविषामुळे बाळाचे श्वसन व पचनसंस्थेच्या रोगापासून रक्षण होते.

या दुधामध्ये 'मायक्रोफाजेस' नावाच्या पेशी असतात. या पेशीच विषाणू व जिवाणूविरुद्ध लढतात. अर्थात, मातेच्या दुधात असलेल्या या पेशी मृत असतात. त्यांचा नेमका उपयोग कसा होतो हे जरी कळत नसले, तरी त्या बाळासाठी उपयुक्तच असणार. दुधामध्ये असलेल्या मिश्र साखरेमुळे बाळाला जुलाब होण्याची शक्यता कमी होते. कारण त्यातील शर्करा रोगकारक जंतू हे बाळाच्या पेशीशी संबंध येऊ देत नाहीत.

आईचे दूध बाळ थेट घेत असते. त्यामुळे भांड्यात साठवणे, गरम करणे,

परत थंड करणे इत्यादी त्रास कमी होतो. या दुधात त्यामुळे रोगजंतूंची वाढ होत नाही. या दुधात पाणी घालून पातळ करण्याची गरज नसते. कारण बाळाला हवे तसे ते दूध उपलब्ध असते.

ॲलर्जी – बाळामध्ये आईच्या दुधामुळे ॲलर्जीचे प्रमाण अत्यल्प असते. किंबहुना नसतेच. त्यामानाने गायीच्या दुधावर पोषण झालेल्या बाळांमध्ये ॲलर्जीचे प्रमाण जास्त दिसून येते.

बुद्ध्यांक – आईच्या दुधावर पोषण झालेल्या बाळांचा बुद्ध्यांक हा स्तनपान न करणाऱ्या बाळांपेक्षा अधिक असतो असे आढळते.

दात व जबड्याची वाढ – मातेचे दूध पिणाऱ्या मुलांचे दात व जबड्याचे स्नायू योग्य प्रकारे वाढतात. तसेच दात येण्याची प्रक्रिया नीट होते. दातांमध्ये व्यंग राहात नाही. तसेच या मुलामध्ये अंगठा चोखण्याची सवय सहसा दिसत नाही.

उपलब्धता– आईचे दूध बाळाला हवे तेव्हा हवे तेवढे केव्हाही उपलब्ध असते. स्तनाग्रावरील छिद्रे लहान मोठी असण्याची किंवा होण्याचीही शक्यता नसते. प्रतिकूल किंवा अनुकूल बाह्य परिस्थितीत दुधाची उपलब्धता तीच राहाते.

स्तनपानाचे आईसाठी फायदे

शरीराचा बांधा– स्तनपानामुळे ऑक्झिटोसीन नावाचा हार्मोन स्रवतो. त्यामुळे गर्भाशयाचे आकुंचन योग्य प्रकारे होते व तो पुन्हा मूळ आकाराचा होतो. स्तनपानामुळे मातेची ऊर्जा अधिक खर्च होते व त्यामुळे ती स्थूल होण्याची शक्यता कमी होते. बाळंतपणानंतर स्तनामध्ये होणारे बदल हे गर्भारपण, वजनवाढ, आनुवंशिकता यासारख्या गोष्टींमुळे होत असतात. त्याचा स्तनपानाशी संबंध नसतो हे स्त्रियांनी लक्षात घेणे गरजेचे आहे.

स्तनपान अधिक सोयीचे असते– इतर कोणत्याही दुधापेक्षा सहज उपलब्ध आणि द्यायला सुलभ असे आईचेच दूध असते यात शंकाच नाही. बाटलीतले, पावडरचे किंवा गायीचे दूध बरोबर नेणे फारच त्रासदायक असते. उलट स्तनपानासाठी फक्त आई व बाळ एकमेकांजवळ असणे गरजेचे असते. त्यासाठी इतर कोणतीही वेगळी तयारी करावी लागत नाही.

आईचे आरोग्य- प्रसूतीनंतर होणारा रक्तस्राव हा स्तनपानामुळे संभवत नाही. गर्भाशय सहजपणे मूळ आकाराप्रत आकुंचन पावते. वार (प्लासेंटा) सहजपणे बाहेर येते. स्तनपानामुळे सहा ते आठ महिने मासिक पाळीच्या त्रासातून सुटका होते. रक्तस्राव न झाल्याने आईच्या शरीरातील लोहाचे प्रमाण घटत नाही. स्तन व बीजकोशाच्या कर्करोगाचे प्रमाण स्तनपान करणाऱ्या स्त्रियांमध्ये कमी असते. हाडांचा ठिसूळपणाही या स्त्रियांमध्ये कमी असतो. त्यामुळे स्तनपान करणाऱ्या स्त्रियांमध्ये हाडे मोडण्याची शक्यता ही निम्म्याने कमी होते.

आर्थिक बाजू- या दृष्टीने आईच्या दुधाहून गायीचे किंवा पावडरचे दूध बाळाला देणे हे निश्चितच अधिक खर्चीक असते. दूध विकत घेणे, चमचा वाटीची स्वच्छता ठेवणे या सर्व गोष्टी कटकटीच्या असतातच. पण खर्चीकही असतात. बाळाला आईचे दूध मिळाले की बाळाच्या आजाराचे प्रमाणही कमी होते. डॉक्टरचा खर्चही कमी होतो.

भारतासारख्या गरीब देशात स्तनपानाचे महत्त्व त्या दृष्टीने अधिक आहे. पहिले दहा महिनेतरी स्तनपान केल्यामुळे बाळाच्या खाण्याचा कोणताही आर्थिक बोजा कुटुंबावर पडत नाही.

पाळणा लांबविण्याचा विचार करता, स्तनपान करणाऱ्या स्त्रिया स्तनपान चालू असेपर्यंत म्हणजे बहुधा पुढचे सहा ते आठ महिने पुन्हा गरोदर राहण्याची शक्यता फारच कमी असते. अर्थात, ही हमी नाही, हे ध्यानात ठेवावे.

थोडक्यात, स्तनपानामुळे बाळ सहज, सुंदर, नैसर्गिक वातावरणात राहाते, वाढते त्यामुळे अधिक सक्षम होते.

आई स्तनपान केव्हा करू शकत नाही?

- स्तनावर शस्त्रक्रिया झाल्यास,
- आई गंभीर आजारी असल्यास,
- आईला एड्स आजार झाल्यास,
- बाळ गंभीर आजारामुळे दूध ओढू न शकल्यास,

काही माता स्तनपान करण्यास उत्सुक का नसतात?

काही स्त्रियांना स्तनपान करणे कटकटीचे वाटते. त्यातच आईच्या

दुधाला पर्याय उपलब्ध आहेत. बाटलीने दूध देणे हे या स्त्रियांना अधिक व्यवहार्य वाटते आणि ते कोणीही देऊ शकते. दूध दिल्याने आपल्या सौंदर्यावर व बांध्यावर परिणाम होईल अशी भीतीही काही स्त्रियांना वाटते.

त्यातच माणूस हा असा प्राणी आहे की जो स्तनाकडे सौंदर्य दृष्टीतून व लैंगिक अवयव म्हणून पाहातो आणि म्हणूनच पुरुषांना स्तनांविषयी आकर्षण वाटते. त्यावर फक्त आपलाच हक्क आहे, अगदी बाळाचा सुद्धा नाही असे त्यांना वाटते. थोडक्यात, याचा परिणाम स्तनपान करणाऱ्या मातेवर होत असतो. या व अशा कारणांनी आई बाळाला दूध पाजण्यास राजी नसते.

स्तनपान न करण्याची कारणे–

– आईचे दूध व पावडरचे दूध यात काहीच फरक नाही अशी समजूत असणे.

– स्तनपान ही कल्पनाच काही स्त्रियांना सहन होत नाही.

– सर्वांसमोर स्तनपान करण्याची लाज वाटते.

– स्तनपान देणे हे बंधन वाटते. त्याला बांधून घेणे आवडत नाही.

– नोकरीवर जाणाऱ्या स्त्रियांना या बंधनात अडकू नये असे वाटते.

– सौंदर्याला बाधा येईल व बांधा खराब होईल अशी भीती वाटते.

– स्तनपान न करण्याच्या मताचे असणे.

– आपल्याला स्तनपान जमेल का, याची साशंकता वाटते.

बाळासाठी आणि आईसाठी स्तनपान हेच फायदेशीर असते.

■■

२

आईचे दूध- निसर्गाचा चमत्कार

सस्तन प्राण्यांमध्ये नवजात अर्भकाला आईचे दूध उपलब्ध करून देणे हा निसर्गातील चमत्कारच म्हणावा लागेल. सर्व प्रकारचे अन्न खायला शिकेपर्यंतच्या काळात बाळाची वाढ योग्य प्रकारे घडवून आणणारे आईचे दूध हे बाळासाठी अमृत आहे. हे अमृत बाळाला कसे मिळते, कसे तयार होते इत्यादी गोष्टींचा ऊहापोह या प्रकरणात आपण करणार आहोत.

बाळ गर्भाशयात सहा आठवड्याचे होते तेव्हाच दूध तयार करण्यासाठी त्याच्या स्तनामध्ये योग्य ते बदल झालेले असतात. स्तनांमधील दुग्धवाहिन्या व दुग्धग्रंथी आकाराने वाढतात. याची प्रचिती नवजात बाळाच्या स्तनांमधून कधीकधी स्रवणाऱ्या दुधामुळे येते. बाळ जन्मल्यावर दोन-तीन दिवसांनी बाळाचे स्तन मोठे होतात आणि ते पिळल्यास त्यातून दूध स्रवते. यालाच 'चेटकिणीचे दूध' म्हणतात. आईच्या वारेने (प्लासेंटा) तयार केलेल्या संप्रेरकाचा (हार्मोन) बाळाच्या स्तनावर परिणाम होऊन दूध तयार होते. याच संप्रेरकामुळे आईच्या स्तनामध्येही दूध तयार होत असते. थोडक्यात काय तर माणसाचे 'स्तन' हे इंद्रिय ते जन्माला येते तेव्हाच पूर्णत: विकसित असते, असे म्हणायला हरकत नाही.

स्तनांमध्ये दुग्धग्रंथी असतात त्याच्यावर संप्रेरकांचा परिणाम झाला की त्या दूध तयार करतात व हे दूध दुग्धवाहिन्यामार्फत स्तनाच्या टोकापर्यंत वाहते.

मुलगी पौगंडावस्थेत आल्यानंतर म्हणजे वयाच्या १२ ते १४ वर्षापासून तिच्या स्तनाची वाढ होते. ही वाढ पिच्युटरी ग्रंथी तसेच बीजांडकोश (ओव्हरी) यातून स्रवणाऱ्या संप्रेरकामुळे होत असते. साधारणत: १६ वर्षापर्यंत वाढ पूर्ण होते. आणि स्तनांचा आकार प्रौढ स्त्रीप्रमाणे होतो. दर महिन्याला प्रोजेस्टेरॉन व इस्ट्रोजन या संप्रेरकामुळे स्तनांचा रक्तपुरवठा वाढतो. जर ती स्त्री गर्भवती झाली तर स्तनांमध्ये दूध तयार होऊ शकते. पण गर्भ जर राहिला नाही तर स्तन

पूर्ववत होतात. मासिक पाळीच्या दरम्यान म्हणूनच स्तनाला धक्का लागल्यास ते दुखतात. दर महिन्याला मासिक पाळी आल्यावर असाच क्रम चालू राहातो. स्त्री गर्भवती झाल्यास स्तनांचा आकार वाढतो जेणे करून दुग्धग्रंथी दूध तयार करण्यास सज्ज होतात.

गर्भधारणेनंतर स्तनात होणारे बदल

स्त्री गर्भवती झाल्यानंतर स्तनाचा आकार दीडपटीने वाढतो. हात लागला तरी ते दुखतात. दुग्धग्रंथी व दुग्धवाहिन्यांची वाढ हळूहळू होते. ही वाढ साधारणतः सहा महिन्यांपर्यंत पूर्ण होते. सहा महिन्यानंतर बाळाचा जन्म झाल्यास या ग्रंथी दूध तयार करू शकतात. म्हणूनच अपूर्ण दिवसाच्या मुलाला (प्रीमॅच्युअर बेबी) आईचे दूध मिळू शकते. वारेतून (प्लासेंटा) स्रवणाऱ्या संप्रेरकामुळेच ही वाढ होते. इस्ट्रोजन या संप्रेरकामुळे दुग्धग्रंथीत दूध तयार होते. गर्भवती स्त्रीमध्ये प्रोलॅक्टिन नावाचे संप्रेरक पिच्युटरी ग्रंथीतून स्रवते. दूध तयार होऊन स्रवण्यासाठी या संप्रेरकाचे महत्त्व आहे. पण गर्भवती मातेमध्ये इस्ट्रोजन संप्रेरकाचे प्रमाण अधिक असते. आणि त्यामुळे प्रोलॅक्टिनला इस्ट्रोजन विरोध करतो त्यामुळे दूध स्रवत नाही.

प्रसूतीनंतर स्तनात होणारे बदल

बाळाचा जन्म झाल्यावर वार पडून जाते. त्यामुळे इस्ट्रोजन व प्रोजेस्टेरॉन या संप्रेरकांचे प्रमाण बरेच कमी होते. प्रोलॅक्टिनचा विरोध कमी होतो. प्रोलॅक्टिन स्रवण्याचे प्रमाण वाढते. त्यामुळे दुग्धग्रंथी मोठ्या प्रमाणात दूध तयार करू लागतात. त्याच वेळी बाळालाही स्तनाजवळ दिले जाते. त्याच्या दूध ओढण्यामुळे प्रोलॅक्टिन अधिक प्रमाणात स्रवण्यासाठी पिच्युटरी ग्रंथी प्रेरित होतात. स्तनाचा रक्तपुरवठा वाढतो. तसेच दूधही तयार होते. या दोन्ही क्रियांमुळे स्तन कडक होतात. त्याला पान्हा सुटणे असे म्हणतात. बाळ दूध ओढू लागल्यावर हा कडकपणा कमी होतो.

प्रसूतीनंतर लगेचच दुग्धग्रंथीमधील अल्वीओलायच्या आतील पेशी गळून पडतात. त्याच पेशींपासून 'कोलोस्ट्रम' तयार होते. हे सुरुवातीला स्रवणारे दूध. त्यामध्ये मोठ्या प्रमाणात प्रथिने असतात. मात्र स्निग्ध व पिष्टमय पदार्थांचे

प्रमाण त्यामानाने कमी असते. बाळाला आजारापासून सुरक्षित ठेवणारी अनेक द्रव्ये या कोलोस्ट्रममध्ये असतात. बाळासाठी हे कोलोस्ट्रम अत्यंत महत्त्वाचे असते. त्यानंतर पाच-सहा दिवसातच दूध स्रवू लागते. अधिक परिपक्व दूध दोन आठवड्यात तयार होते.

जन्मानंतर बाळ स्तन चोखू लागले की दूध स्रवू लागते. जर बाळाने स्तन चोखले नाहीत तर दूध योग्य प्रमाणात तयार होत नाही. तसेच जन्मानंतर लगेचच बाळ तास दोन-तास जागे/दक्ष असते. पण नंतर पाच-सहा तास झोपते. म्हणूनच जन्मानंतर बाळाला लगेचच दूध ओढण्यासाठी देणे गरजेचे असते. त्याच्या चोखण्याच्या प्रेरणेमुळेच दुधाचा पाझर सुरू होतो. स्तनाचा आकार लहानमोठा केवढाही असू शकतो. आईला दूध किती असेल हे स्तनाच्या आकारावर अवलंबून नसते, हे लक्षात घेणे महत्त्वाचे आहे.

स्तनामध्ये चार प्रकारचे पेशीसमूह असतात

१) दूध तयार करणाऱ्या दुग्धग्रंथी

२) दुग्धग्रंथींपासून दूध वाहून नेणाऱ्या दुग्धनलिका

३) आधार देणारा पेशीसमूह

४) चरबी स्तनाचा आकार त्यात असणाऱ्या चरबीवर अवलंबून असतो. चरबीमुळे आतील अवयवाना आधारही मिळतो.

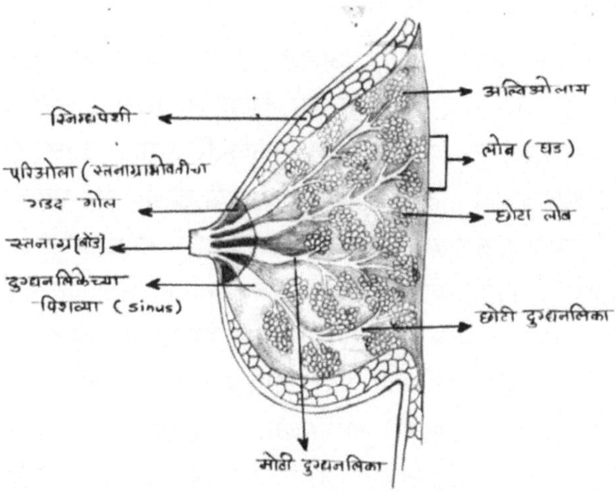

आकृती १ : स्तनाची रचना

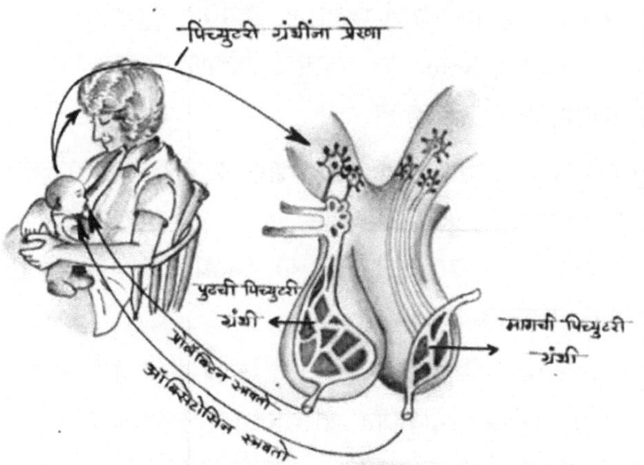

आकृती - दुग्ध सुटण्याची / पाझरण्याची प्रतिक्षिप्त क्रिया

बाळाने स्तनाग्रे चोखल्यामुळे पिच्युटरी ग्रंथींना प्रेरणा मिळते. त्यामुळे प्रोलॅक्टिन आणि ऑक्सिटोसिन ही संप्रेरके स्रवतात. प्रोलॅक्टिनमुळे दूध तयार होते तर ऑक्सिटोसिनमुळे स्नायूंचे आकुंचन होते

आकृती २ : दूध पाझरण्याची प्रतिक्षिप्त क्रिया

आकृती (Let Down Reflex)

स्तनाची स्तनाग्रे किंवा बोंडे

बोंड तोंडात घेऊन बाळ दूध ओढते. या बोंडाच्या मध्यभागी पंधरा ते वीस सूक्ष्म छिद्रे असतात. या छिद्रांमधून बाळाला दूध मिळते. या बोंडाचा आकार उभट गोल, तर काही वेळेला शंक्वाकृती असतो. बाळ दूध ओढू लागल्यावर बोंडे कडक होतात. त्यामुळे बाळाच्या तोंडात नीट राहातात. इतर वेळी ती लहान व मऊ असतात. काही वेळा ती पूर्ण बाहेर आलेली नसतात तर ती आतच असतात. त्यामुळे बाळाला बोंड तोंडात घेता येत नाही. ताठ व सरळ झालेले बोंड मूळ आकारापेक्षा दुप्पट तिप्पट मोठे होते. बाळ ते चोखायला लागले की त्यातील मज्जातंतू प्रेरित होतात. बोंडाच्या भोवती गडद रंगाचा गोल असतो. (एरिओला) त्याचा व्यास २-४ सें.मी. असतो. स्तनाच्या इतर त्वचेच्या रंगापेक्षा बोंड व हा गोल, गडद रंगाचा असतो. गर्भवती स्त्रीच्या बोंडाचा रंग जास्त गडद असतो. बहुधा तो त्यानंतर तसाच गडद राहातो. या रंगामुळे बाळ या गोलापर्यंतचा भाग तोंडात घेते. या गोलावर छोटे छोटे उंचवटे असतात. त्यांना मोंटगोमेरी ग्रंथी म्हणतात. यामधून स्रवणाऱ्या स्रावामुळे बोंडे ओलसर व स्वच्छ राहातात. या द्रावामुळे जिवाणू मरतात. त्यामुळे आई व बाळाला जिवाणू संसर्ग होत नाही.

दुग्धनलिका, दुग्धग्रंथीमध्ये तयार झालेले दूध गडद गोलाच्या आत असणाऱ्या छोट्या पिशव्यांमध्ये वाहून नेतात. या छोट्या पिशव्या छोट्या छोट्या छिद्रांवाटे बोंडावर उघडतात. या छोट्या पिशव्या म्हणजे मोठ्या झालेल्या दुग्धनलिकाच असतात.

दुग्धनलिकांना अनेक फाटे फुटतात व त्यांचे जाळे पूर्ण स्तनात पसरलेले असते. अगदी छातीच्या स्नायूंपर्यंत. या छोट्या नलिकांच्या टोकाला द्राक्षाच्या आकाराच्या छोट्या पिशव्या असतात. त्यांना अल्वीओलाय म्हणतात. असे अनेक अल्वीओलाय द्राक्षाच्या घडाप्रमाणे एकत्र राहातात. असे १५ ते २० घड प्रत्येक स्तनात असतात, असा एकएक घड एका दुग्धनलिकेला जोडलेला असतो. ही दुग्धनलिका स्तनाच्या टोकाला मोठी होऊन बोंडामध्ये छोट्या छिद्रावाटे उघडते. या घडाभोवती व दुग्धनलिकेभोवती स्नायू असतात. अल्वीओलायमध्ये दूध तयार होते. हे दूध सभोवतालच्या स्नायूंच्या आकुंचनामुळे बोंडापर्यंत वाहून नेले जाते. ऑक्झिटोसीन या संप्रेरकामुळे या स्नायूंचे आकुंचन होते.

दूध पाझरण्याची प्रतिक्षिप्त क्रिया (लेट डाउन रिफ्लेक्स)

बाळ स्तनाची बोंडे चोखू लागले की बोंडातील मज्जातंतू प्रेरित होतात, तेही प्रेरणा पिच्युटरी ग्रंथीकडे पाठवतात. या प्रेरणेमुळे प्रेरित होऊन पिच्युटरी ग्रंथीतून प्रोलॅक्टीन व ऑक्झिटोसीन संप्रेरके स्रवतात. प्रोलॅक्टीन दुधग्रंथीना दूध तयार करण्यासाठी प्रेरित करतात. अशा प्रकारे बाळ जोपर्यंत बोंड चोखत असते तोपर्यंत दूध तयार होण्याची प्रक्रिया चालू असते.

ऑक्झिटोसीनमुळे स्तनातील स्नायूंचे आकुंचन होते. दूधग्रंथीतील दूध या आकुंचनामुळे दुग्धनलिकेत वाहत जाते व बोंडापर्यंत येऊन बाळाला मिळते. ऑक्झिटोसीनमुळे प्रसूतीनंतर गर्भाशयातील स्नायूनेही आकुंचन होते व तो मूळ आकाराएवढा होण्यास मदत होते. बोंडावर जखमा झाल्यास, आईला काही कारणाने नैराश्य आल्यास, आईची दमछाक झाल्यास, योग्य आहाराविना अशक्तपणा आल्यास, बाळाला दूध पाजताना आईला अपेक्षित एकांत न मिळाल्यास किंवा दगदग झाल्यास ही प्रतिक्षिप्त क्रिया योग्य प्रकारे काम करत नाही. परिणामत: बाळाला पुरेसे दूध मिळत नाही.

म्हणूनच भावनात्मकदृष्ट्या व बौद्धिकदृष्ट्या स्तनपानाची सर्व माहिती करून घेणे योग्य असते. अर्थात, काही माहीत नसले तरी या प्रतिक्षिप्त क्रियेमुळे बाळाला दूध मिळते.

प्रसूती झाल्यानंतर बाळाचे पोषण पूर्णपणे स्तनपानावरच होत असेल तर आईला मासिक पाळी येत नाही. या काळात पतीशी संबंध आला तरी गर्भधारणा होण्याची शक्यता कमी असते. अर्थात, गर्भवती होऊच शकत नाही असं नाही. म्हणून गर्भनिरोधनासाठी हा उपाय वापरणे तितकेसे खात्रीचे नाही.

कोलोस्ट्रम- आईचे कोवळे दूध बाळाचा जन्म झाल्यानंतर लवकरात लवकर बाळाला स्तनपानासाठी घेणे महत्त्वाचे. पहिल्या सात ते आठ दिवसात स्रवणारे दूध म्हणजे कोवळे दूध (कोलोस्ट्रम). हे कोवळे दूध बाळाला मिळणे अत्यंत गरजेचे असते. सात दिवसानंतर स्रवणाऱ्या परिपक्व दुधापेक्षा या दुधाचे घटक वेगळे असतात. नेहमीच्या दुधाच्या तिप्पट प्रथिने या कोलोस्ट्रममध्ये असतात. शिवाय खनिजे, क्षार, जीवनसत्त्व 'अ' तसेच ऑलिगोसॅकराईडसारो पिष्टमय पदार्थ असतात. प्रथिनांमध्ये बरीच प्रतिविषे (अ‍ॅन्टीबॉडिज) असतात. या कोवळ्या दुधात परिपक्व दुधापेक्षा पांढऱ्या रक्तपेशींचे प्रमाणही बरेच असते.

स्निग्ध आणि पिष्टमय पदार्थांचे प्रमाण कमी असल्यामुळे त्याचा उष्मांकही (क्लॉरिक व्हॅल्यू) कमी असतो.

कोवळ्या दुधात स्निग्ध पदार्थ कमी प्रमाणात असतात. हे स्निग्धपदार्थ कोलेस्टेरॉलच्या रूपात असतात. या दुधात कोलेस्टेरॉलचे प्रमाण अधिक असल्याने रक्तातील अधिक कोलेस्टेरॉल कसा हाताळायचा याचे ज्ञान हे दूध पिणाऱ्या बाळाच्या इंद्रियांना होते. त्यामुळे मोठेपणी त्यांच्या रक्तात कोलेस्टेरॉलचे प्रमाण अधिक होत नाही.

या कोवळ्या दुधामुळे बाळाचे संसर्गजन्य रोगांपासून संरक्षण होते. त्याला हवी असलेली पोषक द्रव्ये योग्य प्रमाणात मिळतात तसेच त्याचा रेचक म्हणूनही परिणाम होतो. बाळाच्या आतड्यात तयार असलेली विष्ठा बाहेर टाकण्यास मदत होते. हे असे पोषक द्रव्य बाळाला मिळावे म्हणूनच प्रसूतीनंतर बाळाला लगेचच स्तनपानास घ्यावे. कोवळे दुधाचे प्रमाण जरी कमी असले तरी ते घट्ट असल्याने पहिल्या दोन दिवसात बाळाच्या भुकेसाठी पुरेसे असते. तसेही पहिल्या आठ दिवसात बाळाचे वजन दहा टक्के कमीच होते. म्हणूनच या काळात बाहेरचे दूध देऊन बाळाचे पोट भरू देऊ नये.

परिपक्व दूध

प्रसूतीनंतर पहिल्या आठवड्यात कोवळे दूध स्रवते. दुसऱ्या आठवड्यातील दूध संक्रमणकालीन म्हणजे त्याचे काही गुणधर्म हे कोवळ्या दुधाचे तर काही परिपक्व दुधाचे असतात. दोन आठवड्यानंतर तयार होणारे दूध परिपक्व असते.

प्रत्येक सस्तन प्राण्याचे दूध हे त्या त्या प्राण्याच्या पिल्लाच्या गरजेप्रमाणे असते. गायीच्या वासराची शारीरिक वाढ झपाट्याने होते. त्याचे वजन महिन्याभरात दुप्पट होते. माणसाच्या बाळाचे वजन दुप्पट व्हायला सहा महिने लगतात. म्हणूनच गायीच्या दुधात प्रथिनांचे व खनिजांचे प्रमाण जास्त असते. याच प्रकारे इतर प्राण्यांच्या दुधातील घटकात फरक असतो. आपण आईच्या व गायीच्या दुधाची येथे तुलना करणार आहोत.

रंग	गायीचे दूध मलईदार असल्याने शुभ्र दिसते.	मानवाचे दूध मलई कमी असल्याने सुरुवातीचे दूध निळसर तर शेवटचे दूध मलई थोडी जास्त असल्याने थोडं अधिक पांढरे दिसते.
जीवनसत्त्वे	जीवनसत्त्व 'डी' व 'के'चे प्रमाण अधिक असते. जीवनसत्त्व 'सी'चे प्रमाण कमी असते.	अधिक पांढरे दिसते. जीवनसत्त्व 'अ' आणि 'इ'चे प्रमाण जास्त असते. चांगला आहार असणऱ्या मातांच्या दुधात जीवनसत्त्व 'सी'चे प्रमाण योग्य असते. जीवनसत्त्व 'डी'चे प्रमाण उन्हात वावरणाऱ्या अतिमांसाहार करणाऱ्यांच्या दुधात सुयोग्य असते. जीवनसत्त्व 'के'चे प्रमाण कमी असल्याने बाळाला जीवनसत्त्व 'के' देणे गरजेचे असते.
लोह	अगदी कमी असते.	लोहाचे प्रमाण कमी असते. पण मानवी दुधा-तील लोह पूर्णपणे शोषले जाते. त्यामुळे पहिले सहा महिने लोह देण्याची गरज नसते.
इतर खनिजे	मानवी दुधाच्या कॅल्शियमचे प्रमाण दुप्पट, फॉस्फरसचे प्रमाण सातपट आणि सल्फरचे प्रमाण दुप्पट असते.	झिंकचे व सेलेनियमचे प्रमाण जरुरीपुरते असते.

प्रथिने	मानवी दुधाच्या दुप्पट प्रथिने असतात. ती केसिन स्वरूपात असतात. ही प्रथिने बाळ नीट पचवू शकत नाहीत म्हणून गायीच्या दुधावर पोसलेले बाळ अर्धी प्रथिने विष्ठेतून टाकतो. त्यामुळे विष्ठा कडक होते.	मानवी दुधातील सर्व प्रथिने बाळ पचवून शोषते. या प्रथिनात विविध प्रतिविषे (Antibodies) तसेच वाढीसाठी उपयुक्त घटक असतात.
साखर (पिष्टमय पदार्थ)	मानवी दुधाच्या तुलनेने यांचे प्रमाण निमपट असते	मानवी दुधातील पिष्टमय पदार्थ लॅक्टोजच्या स्वरूपात असतात. बाळाला त्यामुळे शक्ती मिळते. मेंदूच्या पेशीच्या वाढीला व विकासाला यांची गरज असते. आतड्यात आम्लांचे प्रमाण योग्य ठेवणे तसेच या साखरेमुळे बाळाचे बुरशी व जीवाणूजन्य रोगांपासून संरक्षण होते.
स्निग्ध पदार्थ	सॅच्युरेटेड स्निग्ध पदार्थ असतो. DHA, AA ही डोळा व मेंदू याच्या वाढीस लागणारी स्निग्धाम्ले नसतात.	इसेंशिअल स्निग्ध पदार्थ असतात. DHA, AA स्निग्धाम्ल असतात.

आईच्या दुधात पचनास उपयुक्त लायपेज एन्झाईम हा स्निग्ध पदार्थ असतो. तसेच इतर उपयुक्त संप्रेरके असतात. सुरुवातीस स्रवणाऱ्या दुधात स्निग्ध पदार्थांचे प्रमाण फारच कमी असते. तर शेवटी स्रवणारे दूध स्निग्ध पदार्थांने संपृक्त असते. त्यामुळे बाळाला पोट भरल्याची संवेदना होते.

अपुऱ्या दिवसांच्या मुलाच्या गरजा या वेळेआधी प्रसूत झालेल्या आईच्या दुधाने भागवल्या जातात. पूर्ण दिवसानंतर (९ महिने ९ दिवस)

प्रसूत झालेल्या आईच्या दुधापेक्षा या अकाली प्रसूत झालेल्या आईच्या दुधात प्रथिने, स्निग्ध पदार्थ, क्षार यांचे प्रमाण अधिक असते. त्यामुळे या अपुऱ्या दिवसाच्या मुलाच्या गरजा हे दूध पुरविते व अशा मुलांची वाढ जोमाने होते.

असे हे बाळाच्या वाढीसाठी व विकासासाठी सुयोग्य असे अमृततुल्य आईचे दूध अजून तरी माणसाला कोणत्याही प्रयोगशाळेत तयार करण्यास यश मिळालेले नाही.

बाळासाठी आईचे दूध भूलोकीचे अमृतच आहे. पहिल्या सहा महिन्यांत बाळाला इतर कशाचीच गरज नसते, अगदी पाण्याची सुद्धा!

■■

३
गर्भधारणेनंतरची योजना

आपल्याला बाळ होणार हे समजल्यावर होणाऱ्या बाळाच्या भल्यासाठी काही निर्णय घेणे गरजेचे असते. असे निर्णय घेतल्यामुळे बाळाला आपले दूध देण्याबाबत आई स्वत:ला तयार करू शकते.

१) प्रसूतीचे ठिकाण : भारत हा खेड्यांचा देश आहे. प्रत्येक गर्भवती स्त्रीच्या घराजवळ प्रसूतिगृह असेलच असे नाही. त्यामुळे त्यातल्यात्यात जवळ असलेल्या प्रसूतिगृहात नाव घालावे किंवा जवळच्या शहरातील प्रसूतितज्ज्ञाच्या प्रसूतिगृहात नाव घालावे. प्रसूतिगृह खूपच लांब असेल तर 'आशा' काळजी वाहकाद्वारे वारंवार तपासणी करून घ्यावी. प्रसूतितज्ज्ञाकडे वारंवार जाणे शक्य असेल तर उत्तमच! त्यामुळे स्तनपानासंबंधी सल्ला घेणे सहज शक्य होते.

बाळाला योग्य प्रकारे स्तनपान सुरू करणे सुलभ होण्यासाठी प्रसूतिगृहातील डॉक्टरांना खालील माहिती विचारावी.

- प्रसूतिगृहातील स्तनपान सुरू करण्यासंबंधी धोरण काय आहे हे समजून घ्यावे.
- तेथील कर्मचाऱ्याना त्या धोरणाची जाणीव आहे का याची खात्री करावी.

◆ स्तनपानाचे फायदे प्रत्येक गर्भवतीला सांगितले जाणे गरजेचे आहे.

◆ बाळ जन्मल्यानंतर एका तासात स्तनपान सुरू केले जाते का?

◆ स्तनपानाबाबत विस्तृत स्वरूपात माहिती दिली जाते का?

◆ जन्मानंतर आईच्या दुधाखेरीज काही द्यायचे नाही हे तेथील कर्मचाऱ्याना माहीत आहे का?

◆ काही असाधारण परिस्थिती सोडल्यास बाळाला आईजवळच ठेवले जाते का?

♦ स्तनपान सुरू करावे म्हणून आईला प्रेरित केले जाते का?

♦ स्तनपानातील अडचणी दूर केल्या जातात का?

♦ आई व बाळ घरी गेल्यानंतर स्तनपानासंबंधी मार्गदर्शन करण्यासाठी विशेष व्यक्तीची नेमणूक केली आहे का?

भारतामध्ये स्तनपान करणे ही एक नैसर्गिक गोष्ट मानली जाते. बऱ्याच प्रसूतिगृहात स्तनपानाबाबत फार माहिती देत नसले तरी भारतीय मातेला बाळाला स्तनपान करण्यात फार अडचणी येत नाहीत. ती एक सहजप्रवृत्ती म्हणून भारतीय मातांमध्ये असते. प्रसूतीपूर्वकाळात फार समजावून नाही सांगितलं तरी माता बाळाला सहज स्तनपान देते. तरीही त्यांना योग्य मार्गदर्शन दिले पाहिजे. त्यासंबंधीत डॉक्टरांमध्ये अधिक जागृती आवश्यक आहे. त्यामुळे ज्या स्त्रिया स्तनपान करत नाहीत त्याही करू लागतील व स्तनपानाचे प्रमाण शंभर टक्के होईल.

२) उलटी (बाहेर न आलेली) स्तनबोंडे : जर स्तनबोंडे स्तनात रुतलेली असतील, बाहेर आलेली नसतील तर बाळ ती तोंडात घेऊ शकत नाही. बोंडाभोवतालच्या गडद गोलाच्या कडेवर हाताचा आंगठा व बोट (तर्जनी) ठेवून स्तनावर दाब द्यावा. जर बोंड स्तनामध्ये अधिक रुतत असेल तर ही बोंडे उलटी म्हणजेच बाहेर न येणारी आहेत असे म्हणायला हरकत नाही. बरेचदा गर्भवती स्त्रीचे पूर्ण दिवस भरेपर्यंत ती बाहेर येतात. बरेचदा अशी उलटी बोंडे बाळाच्या चोखण्यामुळे नीट होतात आणि बाळ दूध ओढू शकते. तसे बोंडे खरच उलटी आहेत का याची खात्री बालरोगतज्ज्ञाला दाखवून करून घ्यावी.

उलटी बोंडे तपासणे : उलटी बोंडे जर बाहेर आलीच नाहीत तर दोन हातांच्या अंगठ्यांनी बोंडाच्या बाजूला पकडून स्तनावर दाब द्यावा. असा दाब बोंडाच्या सर्व बाजूनी द्यावा. हा व्यायाम दिवसातून २-३ वेळा केल्यास बरेचदा बोंडे बाहेर येतात. अशी उलटी असलेली बोंडे सुलट करण्यासाठी प्लास्टिकची 'ब्रेस्ट शेल' वापरणे योग्य. त्याचा हळूवारपणे स्तनावर दाब पडतो आणि बोडे बाहेर येतात. अशी ब्रेस्ट शेल गर्भवती स्त्रीने शेवटच्या तीन महिन्यांत वापरावी.

दुसऱ्या एका पद्धतीने वीस मि.मी. सिरिंजच्या सहाय्याने उलटी बोंडे सुलटी करता येतात. या सिरिंजचा टोकाचा भाग कापून तिचा दट्ट्या कापलेल्या

भागात सरकवावा. सिरींजचे दुसरे टोक बोंडावर ठेवून दट्ट्या ओढावा. असे केल्याने बोंडे हळूहळू बाहेर येऊ लागतात.

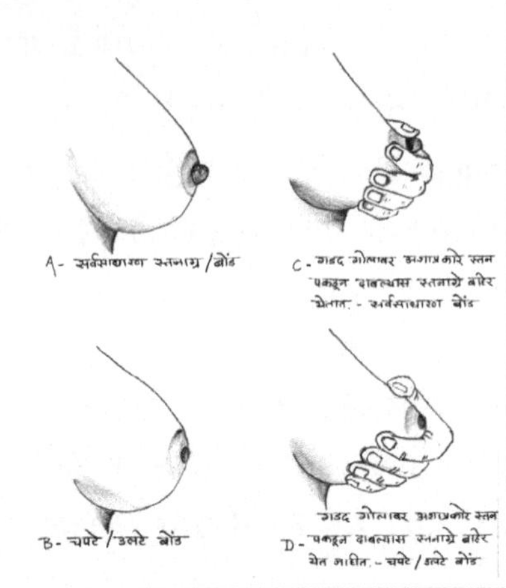

आकृती ३ : उलटी बोंडे तपासणे

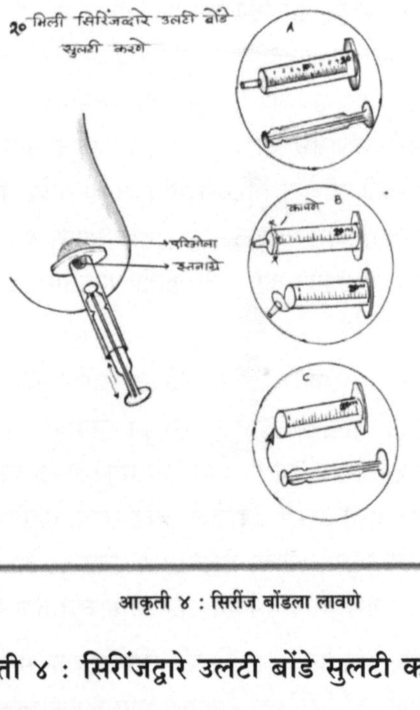

आकृती ४ : सिरींज बोंडला लावणे

आकृती ४ : सिरिंजद्वारे उलटी बोंडे सुलटी करणे

३) इतर बाबी : प्रसूती कोठे करायची? घरात मदतीला कोण? प्रसूतीच्या काळात पतीची भूमिका नक्की कोणती? या आणि अशा प्रश्नांची उत्तरे बाळ येणार हे समजल्यानंतर शोधून ठेवायला हवीत. अर्थात आपल्या देशात अजून तरी नातलगांचे उत्तम सहकार्य असते. तसेच त्यांचे सहकार्य घेण्यात कोणालाच आपत्ती वाटत नाही. बाळाच्या दोन्हीकडील आजीआजोबांचे संपूर्ण सहकार्य बऱ्याच अंशी मिळत असते. थोडक्यात, या प्रश्नांचा गंभीरपणे विचार करण्याची भारतात अजून तरी गरज नाही.

तरीही ज्या घरांमध्ये दोघेच (पती-पत्नी) असतात, त्यांनी पुढे येणाऱ्या अडचणींचा योग्य विचार करून त्याप्रमाणे व्यवस्था करणे अपेक्षित आहे. बहुतेक वेळा येणाऱ्या बाळाचे आजीआजोबा मदत करायला येतात. किंबहुना ते आपणहून तयार असतात. त्यांना थोडी आधी विनंती केल्यास ते खुशीने सर्व मदतीला तयार असतात. असा भारतातील अनुभव आहे, आपल्या नातवंडाची ते उत्सुकतेने वाट पहात असतात ही गोष्ट तितकीच महत्त्वाची!

माता गर्भवती आहे हे कळल्यावर योग्य नियोजन केल्यास प्रसूतीच्या आणि बाळाच्या आगमनासंबंधीच्या पुढील गोष्टी सुखकर होतात.

■■

४
बाळाच्या जन्मानंतर

बाळाचा जन्म साधारण प्रसूती किंवा सिझेरियनद्वसो प्रसूती, अशा दोन प्रकारे होतो. काही वेळा अपुऱ्या दिवसांचे बाळ जन्मते. बाळाच्या जन्मानंतर लगेच काय करायचे असा प्रश्न प्रत्येक अननुभवी आईला असतो. बाळाला तर कसलाच अनुभव नसतो! पण भूक लागली की ओठांची हालचाल करणे,चोखण्याची हालचाल करणे, दूध मिळवण्यासाठी तोंड वळविणे अशी लक्षणे बाळामध्ये दिसतात. त्यामुळे प्रथम बाळाला दूध देण्याचे तंत्र आईला शिकावे लागते. आईने दूध पाजणे व बाळाने दूध चोखणे या क्रिया उपजत असतात. म्हणून अगदी थोड्याशा प्रयत्नाने व प्रशिक्षणाने या गोष्टी आई व बाळ शिकते. मात्र हे आधीच माहीत असेल तर आईला सगळं सोपं जातं एवढंच.

बाळाला दूध केव्हा द्यावे? सर्वसाधारण प्रसूतीनंतर लगेच बाळाला स्तनाशी घ्यावे. बाळ व आईची तब्येत चांगली असेल तर दोघेही त्याचा आनंद अनुभवतात. पण काही वेळा अपूर्ण दिवसांनी प्रसूती होते व नाजूक बाळ जन्माला येतं. कधीकधी प्रसूती होण्यास खूप वेळ लागतो, त्यामुळे आईची दमछाक झालेली असते. कधी सिझेरियन करून बाळ जन्मते अशा वेळी आई लगेचच बाळाला जवळ घेऊ शकत नाही. अशा वेळी आईने स्वत:ला दोष न देता प्राप्त परिस्थितीला सामोरे जावे. त्या त्या परिस्थीतीत कशा प्रकारे स्तनपान यशस्वी करायचे, याविषयी सल्ला अनुभवी नातलगांनी द्यावा किंवा स्वत: मातेने विचारपूर्वक निर्णय घ्यावा.

यशस्वी स्तनपानाविषयी काही मौल्यवान सूचना

- प्रसूतीनंतर एका तासाच्या आत बाळाला स्तनपान द्यावे.
- बाळाला कायम आपल्याजवळच ठेवावे.
- बाळाच्या ओठाच्या हालचाली, चोखण्याची क्रिया सुरू झाली म्हणजे

बाळाला दूध हवे आहे असे समजावे. बाळ रडेपर्यंत न थांबता लगेच स्तनपान करावे.

– सुरुवातीला बाळाला चोवीस तासातून आठ ते बारा वेळा दूध द्यावे. बाळाची भूक साधारणत: दहा ते पंधरा मिनीटात भागते. आठ दिवसानंतर चोवीस तासात सहा ते आठ वेळा दूध देऊन बाळाची भूक शमते. जर बाळ भूकेसाठी सहज जागे झाले नाही, तर चार तास वाट पाहून त्याला दूध पिण्यासाठी उठवावे.

– बाळाला बाहेरचे दूध, ग्लुकोझ, मध किंवा पाणी देऊ नये.

– काही कारणाने बाळ आईजवळ ठेवणे शक्य नसेल, तर आणि त्याला स्तनपान देणे शक्य नसेल, तर आईने आपले दूध काढून बाळाला पाजावे किंवा पाजण्यास द्यावे.

– पहिले सहा महिने बाळाला स्तनपान सोडून इतर काही अगदी पाणीसुद्धा देऊ नये.

– कमीत कमी एक वर्ष तरी स्तनपान द्यावे.

काही रुग्णालयात प्रसूतीनंतर एका तासात बाळाला दूध दिले जात नाही. बाळ एवढ्या लवकर दूध गिळू शकणार नाही. तसेच दूध श्वासनलिकेत जावून बाळ गुदमरेल अशी कारणे त्यासाठी दिली जातात, पण ही कारणे योग्य नाहीत. दूध लवकर दिल्यास कोलोस्ट्रम म्हणजेच कोवळे दूध बाळ सहज गिळू शकते. म्हणूनच प्रसूतीनंतर लवकरात लवकर स्तनपान सुरू करावे.

सिझेरियन करताना आईला पूर्ण भूल दिलेली असेल आणि ती त्या औषधांच्या अमलाखाली असेल तर ती लगेच बाळाला दूध देऊ शकत नाही. म्हणून त्या स्थितीत प्रसूतीनंतर एका तासात दूध देणे शक्य होत नाही. किंबहुना आई शुद्धीवर आलेली नसतानाही बाळाला स्तनापाशी द्यायला हरकत नाही. जन्मानंतर स्तनपान देण्यास कोणत्याही परिस्थितीत उशीर करू नये. तसेच बाळ कमी दिवसांचे असेल आणि जर ते दूध ओढू शकत नसेल तर एवढ्या लवकर दूध देणे शक्य होत नाही. या व अशा कारणांमुळे स्तनपान द्यायला उशीर झाला तरी नंतर आई योग्य प्रकारे दूध देऊ शकते. उशीर झाल्यामुळे काळजी करण्याचे काही कारण नाही.

थोडक्यात, ज्या प्रसूतीगृहात तुम्ही नाव घातलं आहे त्या डॉक्टरांना स्तनपान सुरू करण्याविषयीचे त्यांचे मत आधीच विचारावे. तसेच त्यांच्याकडील सर्व कर्मचारीवर्गाला बाळाला एका तासाच्या आत दूध सुरू करायला सांगण्यासंबंधी सूचना देण्यास सांगावे. स्वत: आईने एका तासात दूध देण्याविषयी जागरुकता दाखवावी.

प्रसूतीनंतर एका तासात स्तनपान का सुरू करावे?

त्यामुळे कोलोस्ट्रमचे कोवळे दूध बाळाल मिळते. या दूधाच्या पोषण मूल्यासंबंधी आपण पूर्वी सविस्तर पाहिले आहे. स्तनपान लवकर सुरू केल्याने दूध सुटण्याची प्रक्रिया लवकर सुरू होते. तसेच वारंवार बाळाला दूध दिल्याने भरपूर दूध सुटते. भूकेल्या बाळाला स्तनाशी घेतल्याने बाळ जास्त वेळा स्तन चोखते, त्यामुळे अधिकाधिक दूध सुटते. प्रसूतीनंतर बाळ एक-दोन तास जागे असते. नंतर चार-पाच तास झोपी जाते, म्हणून जागे असताना तासाभरात दूध देणे योग्य.

लवकर दूध दिल्याने बाळाच्या आतड्यात साठलेली विष्ठा ज्याला म्युकोनियम म्हणतात ते लवकर बाहेर टाकले जाते. त्यामुळे बिलीरुबीनचे प्रमाण कमी होते. स्तनपान लवकर केल्याने पिच्युटरी ग्रंथीला ऑक्झीटोसीन हे संप्रेरक रक्तात सोडण्याची प्रेरणा मिळते. या संप्रेरकामुळे गर्भाशय आकुंचन पावतो. वारही (प्लासेंटा) लवकर पडते. तसेच रक्तस्त्रावही कमी होतो.

काही वेळा लवकर स्तनपान करण्याऐवजी बाळाला बाटली किंवा बोथी दिली जाते. बाटलीमधले दूध बाळाला जलद व सहज उपलब्ध होते. बाटलीची सवय लागली की बाळ स्तनपान करू इच्छित नाही. स्तनपान करण्यासाठी त्याला जास्त कष्ट पडतात. त्यामुळे लवकरात लवकर बाटलीचे दूध बंद करून स्तनपान सुरू करावे. अर्थात, बाळाला स्तनपानाची सवय होते हा भाग वेगळा!

सिझेरियन प्रसूती

सध्या एकंदरीतच सिझेरियन प्रसूतीचे प्रमाण वाढलेले आहे. प्रसूतीसाठी प्रसूतीगृहात आणलेल्या स्त्रीला अचानक आपली सर्वसाधारण प्रसूती न होता सिझेरियन प्रसूती होणार असे कळते. मग आपण बाळाला नीटपणे स्तनपान करू शकू का याबाबत आई गोंधळून जाते.

खरेतर सिझेरियन प्रसूती हा लवकर स्तनपान देणे किंवा एकूणच स्तनपान करण्यातील अडसर नाही. सिझेरियन झालेली आई आपल्या बाळाला योग्य प्रकारे स्तनपान देऊ शकते. काळजीचे काहीच कारण नाही.

सिझेरियन प्रसूतीमध्ये गर्भवतीच्या पोटावर छेद देऊन बाळाला बाहेर काढले जाते. तसेच काही वेळा भूल देण्यासाठी वापरलेल्या औषधांचा आईवर अंमल असतो. भूलीचा परिणाम जसजसा ओसरू लागतो, तसतशी पोटावरील जखम दुखू लागते. त्यामुळे बाळाला मांडीवर घेऊन स्तनपान करणे कठीण जाते. अशा वेळी कुशीवर झोपून बाळाला स्तनपान द्यावे. तसेच मांडीवर उशी घेऊन पोटाला इजा होणार नाही असे पाहून स्तनपान द्यावे किंवा बाळाला बगलेत घेऊन दूध द्यावे. जर जखम बरीच दुखत असेल तर वेदनाशामक औषधे डॉक्टरना द्यायला सांगावीत.

सिझेरियननंतर थोडे जास्त दिवस रुग्णालयात ठेवतात. त्यामुळे आईला आराम मिळतो. या काळात स्तनपान देण्यास बाळाला व आईला अधिकाधिक अवसर मिळतो. सिझेरियन प्रसूतीनंतर अगदी एका तासात नाही; पण लवकरात लवकर स्तनपान करणे शक्य असते. अशा प्रकारच्या प्रसूतीचा बाऊ करून स्तनपान करण्याची चालढकल करू नये. त्या स्त्रीसोबत असलेल्या तिच्या आईने किंवा सासूने लवकरात लवकर व जास्तीत जास्त वेळा स्तनपान करण्यास प्रोत्साहित करावे. यासाठी तिला विश्वासात घ्यावे.

आई व बाळाची जवळीक

पूर्वी प्रसूतीगृहात आई व बाळाला एकमेकांपासून वेगवेगळे ठेवत असत. पण आता आई व बाळ एकत्र असण्याचे महत्त्व सर्वांनाच पटले आहे. प्रसूतीनंतर त्या दोघांना एकत्र ठेवल्याने त्यांची एकमेकांशी जवळीक होते. बाळ व आई एकाच खोलीत असतील तर बाळाचे बाबाही बाळाशी जवळीक साधू शकतात. आई, बाबा व बाळ यांचे दृढ नाते त्यामुळे लवकरच तयार होऊ शकते. बाळ जवळच असल्याने त्याला वरचेवर स्तनपान देणे आईला शक्य होते. बाळाला भूक लागल्याचे आईला लगेच कळते. बाळ भूकेसाठी रडण्या अगोदरच ती त्याला दूध देऊ शकते.

मात्र कधीकधी आईला प्रसूतीचा खूपच त्रास झाला असेल किंवा बाळ अपुऱ्या दिवसांचे असेल तर त्याला आईजवळ ठेवता येत नाही. बाळ जर कमी

दिवसांचे व अशक्त असेल तर त्याला आईच्या स्तनाशी अलगद बांधतात त्याला 'कांगारू केअर' असे म्हणतात. त्यामुळे एकतर बाळ थोडा वेळ आईजवळ राहते व स्तनांना दूध स्रवण्यासाठी प्रेरणा मिळते. आईचे व बाळाचे नाते त्यामुळे दृढ होते.

क्वचित प्रसंगी प्रसूतीनंतर काही कारणाने बराच वेळ आई व बाळ बऱ्याच कालावधीसाठी एकमेकांपासून दूर असतात. पण ते ज्यावेळी एकत्र येतात त्यानंतर त्यांचे संबंध दृढ होऊ शकतात. त्याबाबत फार काळजी करण्याची गरज नाही.

भारतामध्ये बाळाला स्तनपान करण्यासाठी माता तयार असतात. स्तनपानासाठी त्यांना आग्रह करावा लागत नाही. प्रसूतीनंतर बाळाला स्तनपान करायचे जवळजवळ ८० टक्के मातांनी गृहीत धरलेले असते. बहुधा त्यामुळे स्तनपान करण्याच्या जबाबदारीची जाणीव करून देण्यासाठी वेगळे परिश्रम डॉक्टर करताना दिसत नाहीत. सूतिकागृहात प्रसूती झाल्यानंतर बाळाचे नातलग, आजी, आत्या, मावशी बाळाला स्तनपान देण्यासंबंधी बाळाच्या आईला सांगतात. या नातलगांमध्ये स्तनपानासंबंधी गैरसमज असतात. त्यांना प्रसूतीनंतर लगेच दूध द्यायचे माहीत नसते. स्तनपान एक-दोन दिवसांनी सुरू करतात. पण अलीकडे लवकर स्तनपान का करावे हे समजावून सांगितल्यावर स्तनपान लवकर सुरू करण्याकडे सगळ्यांचा कल होऊ लागला आहे. तसेच बाळाला वरचे दूध, मध, पाणी पाजण्याची पद्धतही समाजात रुढ होती; पण त्याही बाबतीत समाज बदलत आहे. आणि अशा कोणत्याही गोष्टी बाळाला देण्याचे प्रमाण कमी होत आहे.

एक निश्चित की, स्तनपानाबाबत गर्भवती मातांना योग्य प्रमाणात मार्गदर्शन आपल्या देशात अजूनही दिले जात नाही. म्हणूनच मातांनी व त्यांच्या नातलगांनी ज्या रुग्णालयात प्रसूती होणार आहे, तेथे खालील गोष्टी सांगाव्यात.

– प्रसूतीनंतर बाळाला बाटली किंवा इतर कोणत्याही साधनाने वरचे दूध पाजू नये. आणि तसे न करण्याच्या सूचना डॉक्टरनी नर्सेसना द्याव्यात. तसेच मध, पाणी वगैरे देणे टाळावे.

– बाळाला व आईला एकाच खोलीत किंवा एकमेकांजवळ ठेवावे.

– बाळाला प्रसूतीनंतर लवकरात लवकर स्तनपान करण्यास द्यावे.

– काही कारणाने बाळाला मातेपासून दूर ठेवावे लागत असल्यास मधून मधून दोन–चार तासांनी स्तनपान करण्यासाठी बाळाला मातेजवळ द्यावे.

– बाळाला स्तनपान देण्यास काही अडचणी आल्यास नर्सेसनी मदत करावी. डॉक्टरांनी त्याना योग्य ते मार्गदर्शन करावे.

– बाळ आईपासून काही कारणांनी दूर ठेवावे लागत असेल तर आईचे दूध काढून ठेवण्यासाठी योग्य ती व्यवस्था प्रसूतीगृहात असावी व त्याची माहिती आईला द्यावी.

– स्तनाग्रे स्तनपान करण्याआधी धुण्याची गरज नसते हे नर्सेसनी सांगावे.

– स्तनपानासंबंधी काही शंका किंवा अडचणी आल्यास त्या दूर करण्यासाठी डॉक्टर उपलब्ध असावेत.

थोडक्यात, स्तनपानाविषयी कोणतीही शंका विचारायला घाबरू नये. आपल्या शंका शांतपणे व नम्रपणे विचाराव्यात. शंकांचे योग्य प्रकारे निरसन न झाल्यास डॉक्टरांची भेट घेणे योग्य होईल. प्रसूतीनंतर बाळाला जीवनसत्त्व 'के' आणि जीवनसत्त्व 'डी' देणे गरजेचे असते. तशी ती देतात का, याची चौकशी डॉक्टरांकडे प्रसूतीपूर्व तपासणीच्या वेळी करावी. या दोनही जीवनसत्त्वांचे प्रमाण आईच्या दुधात कमी असते. जीवनसत्त्व 'के'मुळे बाळाला रक्तस्त्राव होण्याचा आजार होत नाही, तर 'डी' जीवनसत्त्वामुळे कॅल्शियमचे प्रमाण संतुलित राखले जाते. बाळाला आकडी येत नाही.

जन्मानंतर योग्य पाऊले उचलल्यास पुढील काळात स्तनपानात अडचणी येत नाहीत.

■■

५

स्तनपानाची सुरुवात

बाळ स्तनपान करू लागणे हा आईच्या व बाळाच्या दृष्टीने फार आनंदाचा व समाधानाचा क्षण असतो. सुरुवातीचे स्तनपान ही दोघांसाठीही कसरतच असते. काही वेळा बाळ दूध प्यायला उठत नाही तर कधी ते स्तनाग्र तोंडात घेऊ शकत नाही. काही वेळा बाळ जांभया देत राहाते. थोडक्यात, पहिले दोन-चार दिवस असेच जातात. या दिवसात बाळाला दूधही फार मिळत नाही. मिळते फक्त कोवळे दूध! ते पोषण दृष्ट्या मौल्यवान असते. आई बाळाला दूध कसे द्यायचे व बाळ ते कसे घ्यायचे याचे शिक्षण आई व बाळ या दिवसात घेत असतात.

स्तनपानाची सुरुवात

बाळ सुरुवातीला योग्य प्रकारे स्तनाग्र तोंडात घेऊ शकत नाही. काही बाळे स्तनाग्र तोंडात घेऊनच रहातात. बाळाने स्तनाग्र तोंडात घेतले की ते ताठ व सरळ होते. त्यामुळे स्तनाग्र बाळाच्या तोंडात नीट रहाते. कधीकधी बाळ स्तनपान करण्याऐवजी झोपून जाते. अर्थात, त्यामुळे काळजी करण्याची गरज नाही. भुकेजलेलं बाळ झोपेतही स्तन चोखायला शिकते.

नव्यानेच स्तनपान करणाऱ्या आईला सुरुवातीला थोडे चमत्कारीक वाटणे सहाजिकच आहे. स्तनपानाविषयी कितीही माहिती असली तरी प्रत्यक्ष स्तनपान करणे ही गोष्टच मुळी वेगळी आहे. त्याची सवय व्हायला थोडा वेळ लागणारच हे लक्षात ठेवावे.

स्तनपानासाठी बाळाला कसे घ्यावे?

स्तनपान देताना खालील गोष्टींवर लक्ष द्यावे.

- आईला त्रास होणार नाही असे बाळाला घ्यावे.
- स्तन बाळाकडे न नेता बाळाला स्तनाजवळ घ्यावे.
- बाळाचे शरीर व चेहरा तुमच्या समोर असावा.

– बाळाचे तोंड स्तनाग्राजवळ पोहोचवावे. स्तनाचा गडद गोल भाग बाळ तोंडात घेईल एवढ्या जवळ बाळाला घ्यावे. स्तनाग्र बाळाच्या तोंडात ढकलायचे नाही. बाळाने तो सहज तोंडात घ्यायला हवा.

– स्तनाग्राला इजा होणार नाही याची काळजी घ्यावी.

बाळाला दूध देण्याच्या काही पद्धती –

१) झोपून :

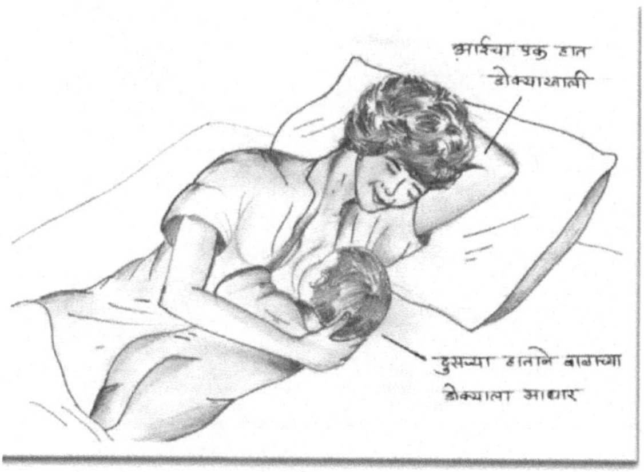

आकृती ५ : झोपून स्तनपान

आईने कुशीवर झोपावे. बाळाला कुशीत घ्यावे. आपल्या पाठीला आधारासाठी दोन उशा ठेवाव्यात. तसेच डोक्याखालीही उशी घ्यावी. बाळाच्या डोक्याखालीही पातळ उशी ठेऊन त्याचा चेहरा तुमच्यासमोर येईल असे ठेवावे. आईने आपले पाय दुमडून ठेवावे. प्रथम खालच्या स्तनातील दूध बाळाला द्यावे. थोड्या वेळाने आईने वाकून वरच्या स्तनातील दूध बाळाला द्यावे. हे सर्व करण्यासाठी नर्सची मदत घेणे अनिवार्य असते. आणि ती घेण्यास अजिबात संकोच करू नये, या स्थितीमध्ये दूध देणे विशेषत: सिझेरियन प्रसूतीनंतर आईला सुखदायी असते. झोपून दूध पाजताना स्तनाचा दाब बाळाच्या नाकावर येणार नाही याची काळजी घ्यावी, जेणे करून बाळ गुदमरू नये.

२) बसून :

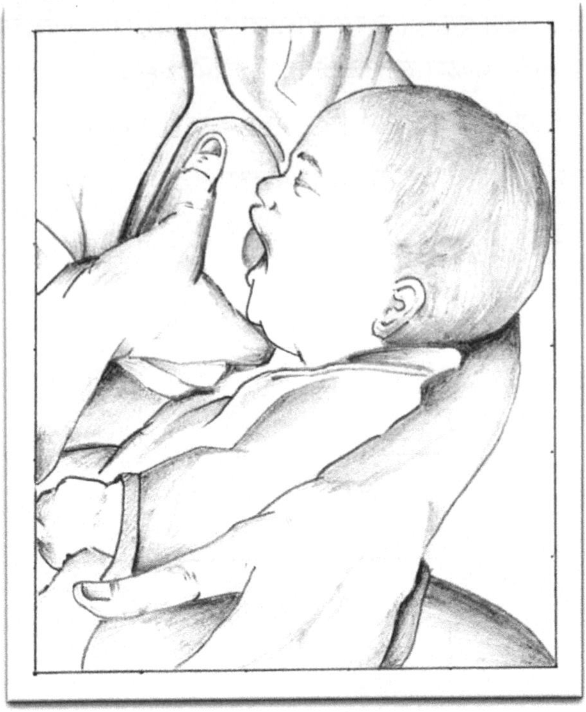

आकृती ६ : बसून स्तनपान

आईने खुर्चीवर किंवा पलंगावर बसावे. पाठीमागे आधाराकरीता एक दोन उशा घ्याव्यात. आपल्या मांडीवर उशी घेऊन बाळाला हातावर घेऊन बाळाचे तोंड स्तनाग्रापर्यंत न्यावे. आईने आपल्या हाताच्या आधारासाठी मांडीवरील उशीचा वापर करावा. बाळाला स्तनापर्यंत आणण्यासाठी आईने आपली मांडी थोडी वर उचलावी. एका हाताच्या कोपरावर बाळाचे डोके असेल तर दुसरा हात बाळाच्या ढुंगणाला आधार देते. बाळाला स्तनाजवळ पकडावे व स्तनाग्र बाळाच्या तोंडात द्यावे.

दुसऱ्या पद्धतीमध्ये ज्या स्तनाचे दूध बाळाला द्यायचे आहे त्याच्या विरुद्ध बाजूच्या हाताने बाळाच्या डोक्याला आधार देऊन बाळाचे तोंड स्तनापाशी न्यावे. आणि वेगळ्या प्रकारे बसून दूध देता येते. मांडीवर कडक उशी घ्यावयाची त्याच्यावर बाळाचे डोके ठेऊन ते आईने आपल्या दोन हातांनी चेंडू

पकडतात तसे पकडून स्तनापर्यंत न्यावे. त्याचवेळी आपला एक हात बाळाच्या पाठीखाली आधार देईल असा ठेवावा. बाळाला आईने बगलेत पकडून ठेवावे. त्यामुळे बाळाच्या पायाची हालचाल कमी होईल सिझेरियन प्रसूतीनंतर याप्रकारे दूध देणे सुलभ होते.

बाळ कमी दिवसाचे व कमी वजनाचे असेल तेव्हा स्तनपान अतिशय हळूवारपणे व सावकाश करावे लागते. त्यासाठी बाळाला आईच्या हाताच्या आधाराची अधिक गरज असते. या स्थितीत सर्वात महत्त्वाचे म्हणजे स्तनाग्र बाळाच्या तोंडात जाणे गरजेचे असते. बऱ्याच बाळांना ते सहजपणे घेता येते तर काहीना ते तोंडात घ्यायला शिकवावे लागते.

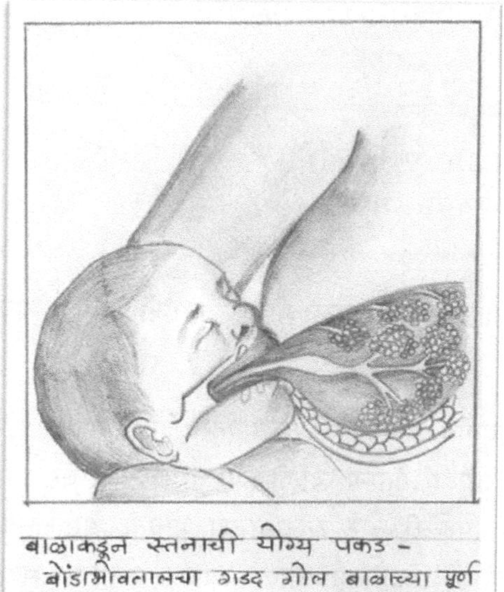

आकृती ७ : बाळाकडून स्तनाची योग्य पकड

बाळ आपली वरची हिरडी आणि जीभ यांच्या मध्ये स्तन पकडते. जीभ खालच्या हिरडीवर रहाते. प्रत्येक वेळी स्तन चोखताना खालच्या जबड्याची हालचाल होते. त्यामुळे जीभ व हिरडीचा दाब स्तनाच्या गडद गोल भागावर पडतो. या भागात मोठ्या झालेल्या दुग्धनलिका (सायनस) असतात. त्याच्यावर दाब पडल्याने त्यातील दूध स्तनाग्रातील छिद्रांवाटे बाळाच्या तोंडात पडते आणि बाळ ते गिळते.

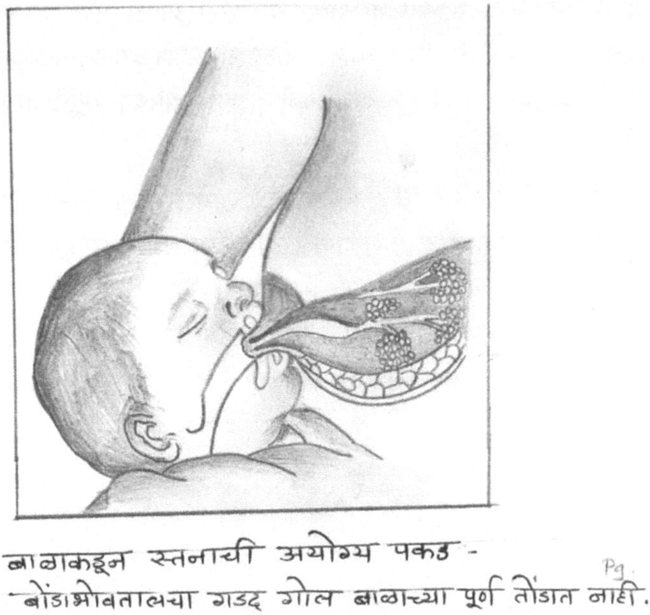

आकृती ८ : बाळाकडून स्तनाची अयोग्य पकड

योग्य स्थितीत बाळाला घेतल्यानंतर आईने हाताने आपल्या स्तनाला आधार द्यावा. आधार देताना खाली हाताची बोटे तर वर अंगठा अशा प्रकारे स्तन पकडावे. आपली बोटे स्तनाग्राच्या भोवती असलेल्या गडद गोलाला लागणार नाहीत याची काळजी घ्यावी. त्यानंतर हाताच्या सहाय्याने बाळाच्या खालच्या ओठाला स्तनाग्राचा स्पर्श करावा. असे केल्यान बाळ सहजच तोंड उघडते. त्याचवेळी बाळाला स्तनाजवळ घ्यावे म्हणजे स्तनाग्र बाळाच्या तोंडात सहज जाते. स्तनाग्र बाळाच्या तोंडात खुपसण्याचा प्रयत्न करू नका. बाळाने तोंड उघडण्यासाठी स्तनाग्र वारंवार बाळाच्या खालच्या ओठाला स्पर्श करत रहावे लागते.

बाळाचे तोंड आपल्या हाताने उघडण्याचा कधीच प्रयत्न करू नये. तसेच बाळाचे डोके स्तनाग्र तोंडात घेण्यासाठी स्तनावर दाबू नये. या दोनही क्रियांमुळे बाळ गोंधळून जाते व रडू लागते.

योग्य प्रकारे स्तनाग्र तोंडात घेतल्यावर बाळ दोन्ही ओठात स्तन घट्ट पकडून ठेवते. जबड्याची पकड गडद गोलावर रहाते. जवळ जवळ दोन ते तीन सेंटीमीटर इतके स्तन बाळाच्या तोंडात असते. त्यावर बाळाची पकड नसते. त्यामुळे स्तनाग्राना जखमा होण्याची शक्यता कमी होते. सुरुवातीच्या काळात बाळाची जर घट्ट पकड असेल तर स्तनाग्राला जखमा होऊ शकतात. स्तनाग्र दुखू लागते. त्यासाठी योग्य तो इलाज करावाच पण बाळ योग्य प्रकारे स्तन तोंडात घेते का तेही पहावे.

स्तनपान करताना बाळाच्या नाकावर स्तनाचा दाब येत नाही ना हे पहावे. बाळाचा चेहरा तुमच्या समोर असेल तर बाळाचे नाक मोकळे रहाते. जर स्तनामुळे नाक दाबले जात असेल तर स्तनावर आंगठा ठेऊन नाक मोकळे राहील याची काळजी घ्या. बाळाला व आईला स्तनपानाच्या तंत्राची सवय व्हायला काही दिवस लागतात. अनुभवी स्त्रियांनी योग्य मार्गदर्शन केल्यास हे तंत्र लवकर आत्मसात करता येते. पण त्यासाठी नवथर आईने धीर सोडता कामा नये.

'दूध सुटण्याची प्रतिक्षिप्त क्रिया' (Let Down Reflex)

या प्रतिक्षिप्त क्रियेमुळे बाळाने दूध ओढण्यास सुरुवात केली की स्तनाला मुंग्या टोचल्याची संवेदना होते. ज्या स्तनाचे दूध बाळ ओढत नाही त्या स्तनातून दूध ओघळते. याच वेळी स्त्रियांच्या पोटात दुखते. ऑक्झिटोसीन या पिच्युटरी ग्रंथीतून स्त्रवलेल्या संप्रेरकामुळे गर्भाशय आकुंचन पावतो. थोडक्यात, दूध सुटण्याची क्रिया योग्य प्रकारे चालू आहे याचेच हे द्योतक आहे. त्यामुळे अशा पोटात दुखण्याची काळजी करू नये.

बाळाचे पोट भरले की ते झोपी जाते किंवा तोंडातून स्तन सोडते. तसेच बाळाची दूध ओढण्याची व गिळण्याची क्रिया मंद झाली की बाळाचे स्तनपान त्यावेळी बहुधा संपले असे समजावे. आईला जर काही कारणाने स्तनपान थांबवायचे असेल किंवा बाळ स्वत:हून स्तन सोडत नसेल तर आईने आपले एक बोट बाळाच्या तोंडात दोन हिरड्यांमध्ये घालून त्याचे चोखणे बंद करावे. त्यामुळे बाळ तोंडातून स्तन सोडते. बळेबळे स्तनाग्र बाळाच्या तोंडातून ओढून काढू नये. त्यामुळे स्तनाग्राला जखमा होतात.

प्रत्येक वेळी दोनही स्तनातील दूध द्यावे, त्यामुळे बाळाला जास्त दूध

मिळते. तसेच दूध सुटण्याची प्रतिक्षिप्त क्रिया अधिक वेळ चालू रहाते. बाळाचे पहिल्या स्तनातील दूध ओढून संपले म्हणजेच बाळाचे चोखणे थांबले की दुसऱ्या स्तनाशी बाळाला घ्यावे. बाळाचे पोट एका स्तनातील दुधाने भरले किंवा त्याने दूध ओढण्याचे थांबविले तर पुढच्या वेळी त्या स्तनाशी बाळाला आधी घ्यावे. दुधाने भरल्यामुळे जर त्रास होत असेल तर दूध काढून पुढच्या वेळेला द्यावे. बरेचदा बाळ दुसऱ्या स्तनातील दूध पूर्णपणे संपवीत नाही अशा वेळी पुढच्या दूध पाजण्याच्या वेळी बाळाला आधी त्या स्तनाशी घ्यावे. कोणत्या स्तनाशी आधी घ्यावे हे समजण्यासाठी काही खूण ठेवावी.

दूध मिळण्याची क्रिया

बाळाच्या तोंडाने आंतर्शोषणाच्या क्रियेमुळे स्तनाग्र बाळाच्या तोंडात ओढले जाते. त्यामुळे स्तनाग्र मूळ आकाराच्या तिप्पट होते. हे आकाराने मोठे झालेले स्तनाग्र तोंडात आतवर जाते. ते बाळाच्या तोंडातील पोकळीत घट्ट बसते. वरची हिरडी व खाली जीभ यामध्ये बाळ ते पकडून ठेवते. बाळ दूध ओढायला लागल्यावर त्याच्या तोंडाचा चंबू स्तनावरील गडद गोलावर (ॲरिओला) घट्ट पकड घेतो. त्यावर दाब पडल्यामुळे दुग्धवाहिन्यांच्या ॲरिओलामध्ये असलेल्या पिशव्या दाबल्या जाऊन त्यातील दूध स्तनाग्रातील छिद्रांवाटे बाळाच्या जिभेवर पाझरते. तेथून ते तोंडात मागच्या भागात जाऊन बाळाकडून गिळले जाते. सुरुवातीला बाळ भराभर दूध चोखते व नंतर ही क्रिया मंदावते.

बाळाला किती तासांनी स्तनपान द्यावे

प्रसूतीनंतर एका तासाच्या आत बाळाला स्तनपान द्यायचे हे आपण पाहिले आहेच. सुरुवातीला स्तनांमध्ये दूध नसतेच. पण बाळ स्तनाग्र चोखू लागले की हळूहळू स्तनात दूध येऊ लागते. बाळाने स्तनाग्र चोखल्यावर दूध सुटण्याच्या प्रतिक्षिप्त क्रियेमुळे पिच्युटरी ग्रंथीतून प्रोलॅक्टीन संप्रेरक स्त्रवते. त्याचा परिणाम स्तनावर होऊन दूध तयार होण्यास गती मिळते. थोडक्यात बाळाला भूक लागली की स्तनाशी घ्यावे, भूक लागून बाळ रडेपर्यंत वाट पाहू नये. बाळ झोपलेले असेल तर जागे होते, ओठ चोखण्यासारखी हालचाल करते. शरीराची ही हालचाल हीच बाळाला भूक लागल्याची सूचना असते. शेवटी बाळ रडू लागते. अशा तऱ्हेने बाळाला भूक लागली की दूध दिल्याने

बाळाला अधिकाधिक दूधाचा पुरवठा होऊ लागतो.

बाळाला किती तासांनी दूध द्यावे याचे उत्तर बाळाला भूक लागली की दूध पाजावे हेच आहे. काही बाळे सुरुवातीला भराभर दूध पितात. सुरुवातीची भूक शमली की झोपतात, पण पोट पूर्ण न भरल्याने लगेचच परत उठतात. यावेळी पोटभरीचे दूध पितात व झोपी जातात. म्हणजेच प्रत्येक बाळाची दूध पिण्याची पद्धत वेगळी असते. काही बाळे वारंवार म्हणजे दीड-दोन तासांनी तर काही बाळे दोन-तीन तासांनी दूध पितात!

म्हणजेच बाळाचे दूध पिण्याचे वेळापत्रक नसते. आईनेही दोन किंवा तीन तासांनी दूध देण्याचे मनात न ठेवता बाळाला भूक लागली की दूध देण्याचे तंत्र आत्मसात करावे. काही वेळा बाळ भूक लागून रडते, पण दूध चोखत नाही. अशा वेळी बाळाला कुशीत घेऊन सुरक्षितता द्यावी. मग थोड्या वेळाने बाळ दूध ओढू लागते. बाळाचे पोट दुखत असेल असा निष्कर्ष काढून नको ती औषधे घालू नयेत.

सुरुवातीला बाळ जेवढा वेळ स्तन चोखत असेल तेवढा वेळ त्याला स्तनपान द्यावे. बाळ किती वेळ दूध पिते हे घड्याळात पाहून ठरवू नये. एका स्तनातील दूध संपले की बाळाचा दूध ओढण्याचा वेग कमी होतो. मग त्याला दुसऱ्या स्तनाशी घ्यावे. प्रत्येक स्तनाचे सुरुवातीचे दूध पातळ असते व नंतरचे त्यामानाने घट्ट असत, कारण त्यात स्निग्ध पदार्थ अधिक असतात. म्हणून नंतरचे दूध अधिक उष्मांक देते. हे दूध बाळाच्या वाढीसाठी महत्त्वाचे असते. या शेवटच्या दूधामुळे बाळाची भूक लवकर शमते व ते लठ्ठ होत नाही. सुरुवातीच्या दोन-तीन आठवड्यात बाळ दहा मिनिटांच्या आत स्तन सोडत असेल किंवा पन्नास मिनीटे दूध ओढत असेल तर बाळाला योग्य प्रमाणात दूध मिळत नाही असे समजावे. सर्वसाधारणपणे बाळ प्रत्येक वेळी तीस मिनीटे दूध घेते. काही बाळे भराभर दूध पितात त्यांचे दहा मिनीटातही पोट भरते.

सारांश असा की, बाळाला भूक लागली की लगेच स्तनाशी घेऊन पोटभर दूध द्यावे. सुरुवातीच्या काळात बाळाला वारंवार दूध द्यावे लागते. त्यामुळे दूध सुटण्यास मदत होते. या काळात बाळ जास्त वेळ दूध ओढत असेल तर दूध सुटण्याची प्रतिक्षिप्त क्रिया योग्य प्रकारे काम करते व त्यामुळे दूध सुटण्यास मदत होते.

बाळाला थोपटून ढेकर काढणे

बाळाचे पोट भरल्यावर प्रत्येक वेळी ढेकर काढावा. बाळाला उभे करून त्याचे डोके आपल्या खांद्यावर टेकून किंवा उताणे झोपवून कुशीला करून पाठीवर थोपटावे. जोरात थोपटू नये. ढेकर काढताना बाळ थोडेसे दूध बाहेर काढते. पण जर बाळ जोरात उलटी करत असेल तर डॉक्टरांचा सल्ला घ्यावा. ढेकर काढण्याची क्रिया पाच ते दहा मिनीटे चालू शकते. त्या नंतर बाळाला पाठीवर झोपवावे. प्रत्येक वेळी ढेकर येईलच असे नाही.

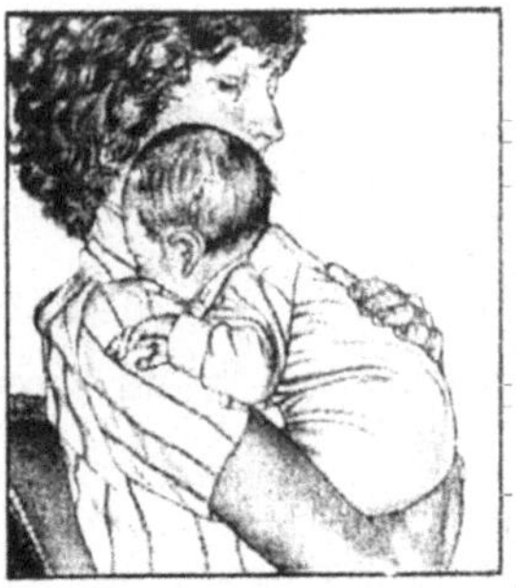

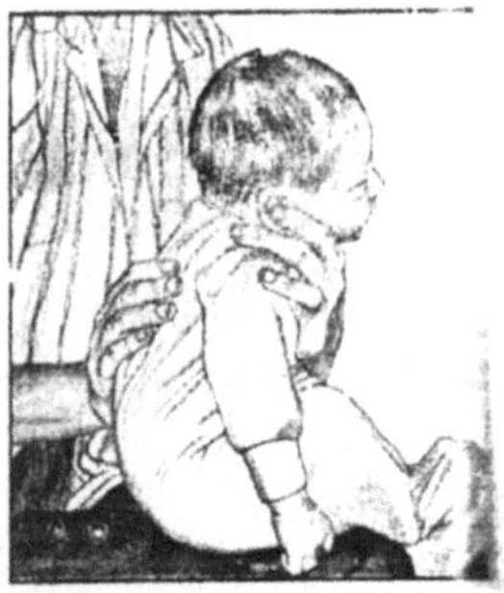

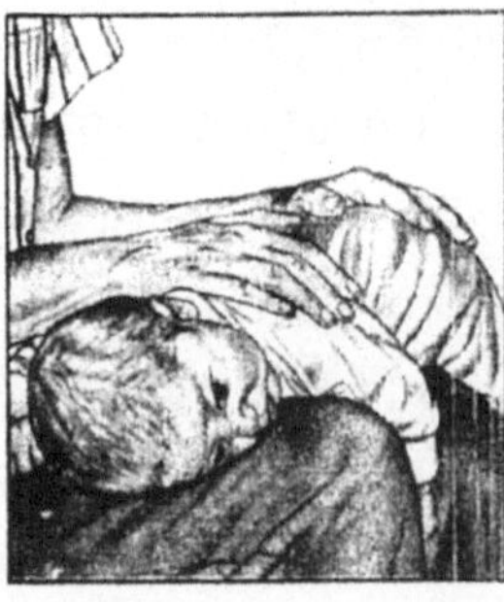

आकृती ९ : ढेकर काढणे

बाळाची विष्ठा

बाळ गर्भाशयात असताना यकृत, स्वादुपिंड, पित्ताशय इत्यादी अवयवांच्या मृत पेशी बाळाच्या आतड्यात टाकल्या जातात. त्यापासून बाळाची विष्ठा बनते. त्याला म्युकोनियम म्हणतात. बाळाच्या जन्मानंतर चौवीस तासात ही विष्ठा गुदद्वारातून बाहेर टाकली जाते. तिचा रंग गडद हिरवा, काळा असतो. ही विष्ठा पहिले दोन-तीन दिवस थोडी थोडी टाकली जाते. मात्र

सुरुवातीचे कोवळे दूध बाळाने घेतल्याने म्युकोनियम व्यवस्थित टाकले जाते. दोन-तीन दिवसानंतर बाळ नीटपणे दूध पिऊ लागले की बाळाला पिवळसर हिरव्या रंगाची पातळ शी होते. तिला घाण वास येत नाही.

बाळ जर मुलगी असेल तर काही वेळा तिच्या योनीतून रक्तमिश्रित चिकट पदार्थ येतो. एक-दोन दिवसात तो बंद होतो. आईच्या रक्तातील संप्रेरकांच्या बाळाच्या (मुलगी) गर्भाशयावर परिणाम होऊन 'पाळी' आल्यासारखा हा स्त्राव योनीतून स्रवतो. त्याबाबत काळजी करण्याची गरज नसते.

बाळाला पुरेसे दूध मिळत आहे का?

सुरुवातीच्या काळात कोवळ्या दुधावर बाळाचे पोषण होते. बाळाला शी होते, तसेच त्याच्या शरीरातील पाणीही कमी होते. त्यामुळे बाळाचे वजन पहिल्या आठ दिवसांत आठ ते दहा टक्क्यांनी कमी होते. त्यानंतर बाळाला पुरेस दूध मिळायला लागलं की दोन आठवड्यानंतर त्याचे वजन त्याच्या जन्मवेळच्या वजनाएवढे होते. बाळाला पुरेसं दूध मिळतय का हे ठरविण्यासाठी जन्मानंतर पंधरा दिवसानी बाळाचे वजन करावे.

बाळाची शी व शू कशी आहे?

बाळाला शी किती वेळा व्हावी हे तक्त्यात दिले आहे. त्याप्रमाणे शी होत आहे का हे पहावे. अर्थात थोडा बदल होऊ शकतो, एक महिन्यानंतर काही बाळांना पाच ते सहा वेळा शी झाली तरी चालते. पण होणारी शी मऊ व पातळसर असावी. ज्या बाळांना पुरेसे दूध मिळते त्यांना जन्मानंतर दोन- तीन दिवसांनी चौवीस तासात कमीत कमी सात-आठ वेळा शू (लघवी) व्हायला हवी. पुरेसे दूध मिळत असणारे बाळ दूध दिल्यावर शांत झोपते. समाधानी असते. चौवीस तासात बाळ आठ ते बारा वेळा दूध पिते. प्रत्येक वेळी ते साधारणपणे अर्धा तास दूध घेते. बाळाच्या जन्मानंतर पहिल्या आठवड्यात कमी झालेले वजन दोन-तीन आठवड्यात जन्म वेळेच्या वजनाइतके व्हायला हवे. तसेच दर आठवड्याला २०० ते २५० ग्रॅम वजन वाढल्यास बाळाला पुरेसे दूध मिळते असा निष्कर्ष काढायला हरकत नाही.

बाळाला जन्मानंतर शीचे प्रमाण

जन्मानंतर दिवस	२४ तासात किती वेळा	रंग
१ ते २	१ ते २ वेळा	काळा
३ ते ४	३ ते ४	काळसर, तपकिरी
४ ते ६	४ ते ६	पिवळसर तपकिरी
६ ते ३०	८ ते १० दूध प्याल्यानंतर प्रत्येक वेळा कमी होते.	पिवळसर घाण येत नाही.
३० दिवसानंतर	अनियमित कधीकधी ८ ते १० दिवस शी होत नाही.	पिवळा घाण येत नाही.

बाळ दोन वेळ दूध ओढून त्यानंतर एकदा गिळत असेल तर दूध पुरेसे सुटते आहे. बाळ दूध प्याल्यावर स्तन मऊ झाले पाहिजेत. सारांश, बाळाने चौवीस तासात किमान आठ वेळा शू केली, शांत झोप लागली, तसेच वजनवाढ योग्य असेल तर बाळाला पुरेसे दूध मिळत असावे असे म्हणायला हरकत नाही.

कावीळ

जन्मानंतर सर्वच मुलाना कावीळ होते. माणसाच्या शरीरात नेहमीच लाल रक्तपेशी नाश पावत असतात व नवीन पेशी तयार होत असतात. या नष्ट झालेल्या तांबड्या रक्त पेशींपासून बिलीरुबीन नावाचा पदार्थ यकृतात तयार होतो हा पदार्थ आतड्यातून विष्ठेमार्फत शरीराबाहेर टाकला जातो. नवजात बाळाच्या शरीरात तांबड्या रक्तपेशींचे प्रमाण जास्त असते. या जन्मलेल्या बाळाला आता या पेशींची गरज नसते. अर्थातच त्यांचा भराभर नाश केला जातो. त्यांच्या पासून अधिक प्रमाणात बिलीरुबीन तयार होते. या बाळाचे यकृत अपरिपक्व असल्याने एवढ्या मोठ्या प्रमाणात बिलीरुबीनवर क्रिया करू शकत नाही. त्यामुळे बिलीरुबीन रक्तात साठते. म्हणून बाळ पिवळे दिसते. यालाच कावीळ झाली असे म्हणतात. यामुळे होणारी कावीळ गंभीर नसते. ती चौथ्या दिवशी दिसते. साधारणतः नऊ-दहा दिवसांत कावीळ बरी होते व बाळाचा रंग पूर्वीप्रमाणे होतो.

स्तन्य दुधामुळे होणारी कावीळ – काही मातांच्या दुधामध्ये असा पदार्थ असतो ज्यामुळे आतड्यामधून बिलीरुबीनचे शोषण वाढते. त्यामुळे रक्तातील बिलीरुबीनचे प्रमाण वाढते. पाचव्या ते सातव्या दिवशी बाळाचे शरीर पिवळे दिसते. नवव्या ते बाराव्या दिवशी काविळीचे प्रमाण सर्वात अधिक असते. ही कावीळ काही आठवड्यात बरी होते. तर कधीकधी दोन ते चार महिनेही रहाते. अशा बाळांचे स्तनपान बंद करू नये. कावीळ इतर कोणत्याही गंभीर आजारामुळे नाही याची खात्री चाचण्या व इतर तपासांद्वारे करावी. काविळीचे काही गंभीर कारण असेल तर त्याचे उपचार करावेत पण स्तनपान बंद करू नये.

स्तनपान योग्य प्रकारे न केल्यामुळे होणारी कावीळ – बाळाला जर पुरेशा प्रमाणात स्तनपानाद्वारे दूध मिळत नसेल तर अशी कावीळ होणे संभवते. ही कावीळ साधारणत: चार पाच दिवसांनी होते. बाळाला पुरेसे दूध न मिळाल्याने ते उपाशी रहाते. बाळाला योग्य प्रमाणात दूध मिळते का हे यापूर्वी सांगितलेल्या कसोट्यांद्वारे ठरवावे. बाळाला दूध कमी मिळत असेल तर गायीचे दूध द्यावे.

बाळाला कावीळ होण्याची इतर गंभीर कारणे – आईचा व बाळाचा रक्तगट एकमेकांशी जुळत नसतील (एबी, ओआर.एच., इनकॉम्पॅटीबीलीटी), काही एन्झायमचे प्रमाण बाळाच्या शरीरात कमी असेल तर, थायरॉक्झीन संप्रेरक कमी असेल तर बाळाला कावीळ होते. आईचे व बाळाचे रक्तगट जुळत नसल्याने होणारी कावीळ प्रसूतीनंतर पहिल्या दिवशीच होते.

या व अशा कारणाने होणाऱ्या काविळीमध्ये बाळाचे स्तनपान थांबवू नये. या काविळीचे उपचार चालू असताना स्तनपान चालू ठेवावे. योग्य प्रकारे मातेचे दूध मिळाल्यास अशा प्रकारची कावीळ लवकर बरी होण्यास मदत होते. बाळाला स्तनपान देणे शक्य नसेल तर दूध पंपाद्वारे काढून बाळाला पाजावे किंवा पाजण्यास द्यावे.

थोडक्यात पण महत्त्वाचे – पहिल्या काही आठवड्यात बाळ आणि आई स्तनपानासंबंधी शिकत असतात. त्याविषयी अनेक शंका-कुशंका आईच्या मनात येत असतात. येणाऱ्या अडचणी हळूहळू कमी होतात. पण काही अडचणी अशा असतात की त्या सोडविण्यासाठी डॉक्टरांचा सल्ला

घ्यावा लागतो.

अडचणी –

– स्तनाग्रे दुखणे– काही वेळेला स्तनाग्रे दुखतात. पण जर त्यावर भेगा पडल्या असतील, त्या भेगा झोंबत असतील तसेच त्यातून रक्तस्त्राव होत असेल तर डॉक्टरांचा सल्ला घ्यावा.

– ताप – स्तनाला सूज येऊन ताप येऊ शकतो.

– बाळाला योग्य प्रमाणात शी व शू होत नसेल तर – म्हणजे चौवीस तासात आठ ते दहा वेळा शू होत नसेल आणि शी कडक होत असेल दूध पुरेसे मिळत नाही हे लक्षात घेऊन सल्ला घ्यावा.

– काही कारणाने सर्व काही योग्य चाललेलं नाही अशी आईला शंका आल्यास जरुर सल्ला घ्यावा.

बाळाने अंगावरील दूध ओढणे चालू केल्यानंतर बाळाच्या इतर गोष्टी समजावून घ्याव्यात.

■■

६

मातेचा आहार

बाळ नऊ महिने गर्भाशयात असते. त्यानंतर प्रसूती होऊन ते आईच्या मांडीवर येते इतकाच फरक! अजून सहा महिने म्हणजे बाळ अन्न खायला लागेपर्यंत पूर्णपणे आईवर अवलंबून असते. थोडक्यात, प्रसूतीनंतरही सहा महिने आईला बाळाची पूर्ण काळजी घ्यावयाची असते. अन्नासाठी बाळ अजूनही आईवर अवलंबून असते. आईने गर्भवती असताना अवलंबिलेल्या खाण्याच्या सवयी अजूनही काही काळ तशाच चालू ठेवायला हव्यात, जेणे करून बाळाला उर्वरित सहा महिन्यात योग्य प्रमाणात दुधाचा पुरवठा होईल आणि प्रसूतीपूर्वकाळाप्रमाणेच बाळाची योग्य वाढ होईल.

बाळ नऊ महिने गर्भाशयात असताना पहिल्या तीन महिन्यात बाळाचे सर्व अवयव घडत असतात, आकार घेत असतात. तिसऱ्या महिन्याच्या शेवटी बाळाचे सर्व अवयव प्रौढ माणसाच्या अवयवाप्रमाणे तयार झालेले असतात. नंतरच्या तीन महिन्यात बाळांच्या अवयवांचा विकास होतो. काही प्रमाणात आकारही वाढतो. आणि प्रत्येक अवयव स्वतंत्रपणे काम करू लागतो. शेवटच्या तीन महिन्यात मुख्यत्वेकरून बाळाच्या अवयवांचा आकार वाढतो त्यामुळे बाळाचे वजनही याच महिन्यात झपाट्याने वाढते.

यावरून एक लक्षात येईल की शेवटच्या तीन महिन्यात मातेच्या आहारामध्ये अधिक वाढ व्हायला हवी. मातेचे वजनही याच शेवटच्या तीन महिन्यात अधिक वाढते. पहिल्या सहा महिन्यांच्या मानाने शेवटच्या तीन महिन्यात आहार अधिक असावा अशी अपेक्षा असते. प्रसूतीनंतरही शेवटच्या तीन महिन्यांप्रमाणे आहार असावा. त्यामुळे वाढीसाठी बाळाला गरजेपुरते स्तन्य दूध मिळते.

याचा अर्थ असा नाही की प्रसूतीपूर्व पहिल्या सहा महिन्यात आहार कमी असावा. फक्त तुलनात्मक दृष्ट्या तो शेवटच्या तीन महिन्यांपेक्षा कमी असतो इतकेच. मातेने जास्त अन्न घेण्याची प्रसूतीपूर्व काळात लावलेली सवय तशीच

चालू ठेवावी.

आईला प्रसूतीपूर्व काळात जीवनसत्वांच्या, लोह व कॅल्शियमच्या गोळ्या डॉक्टर देतात. या गोळ्या घेतल्यावर पिंड योग्य प्रकारे पोसेल असा समज कृपया कोणीही करून घेऊ नये. या गोळ्या अन्नाची जागा कधीच घेऊ शकत नाहीत. गर्भाला सर्व अन्नघटक अन्नातूनच मिळत असतात हे सर्व मातांनी लक्षात घ्यावे. हीच गोष्ट प्रसूतीनंतरच्या सहा महिन्यांची!

सर्व प्रकारचे अन्न महत्त्वाचे असते. तृणधान्य, कडधान्य, हिरव्या पालेभाज्या, विविध प्रकारच्या फळभाज्या, फूलभाज्या, फळे, तेल, दूध, मांसाहारी पदार्थ उदा. मासे व मटन. या सर्व पदार्थांपासून बनविलेले अन्न पदार्थांचे सेवन केल्यास पिष्टमय, प्रथिने, स्निग्धपदार्थ, जीवनसत्वे आणि खनिजे हे सर्व अन्नघटक मिळतात. हे अन्नघटक योग्य प्रमाणात मिळावेत म्हणून काही अन्नपदार्थांचे सेवन अधिक करावे लागते. उष्मांक मिळण्याचा महत्त्वाचा अन्नघटक म्हणजे पिष्टमय पदार्थ. मातेच्या अन्नात या अन्नघटकांचे प्रमाण जास्त असण्यासाठी पोळी, भात, भाकरी यांचे सेवन अधिक करावे.

प्रथिने काही प्रमाणात वरील पदार्थातून मिळतात, पण त्यांचा पुरवठा अधिक होण्यासाठी दूध, कडधान्ये आणि मांसाहारी पदार्थांचे सेवन करावे. अन्नपदार्थ तयार करण्यासाठी जेवढे तेल वापरले जाते त्यातून हवे तेवढे स्निग्ध पदार्थ मिळतात. खनिजे आणि जीवनसत्वे मुख्यत: भाज्या व फळे यामधून मिळतात. तसेच फळे व भाज्या तंतुमय असल्याने त्यातून योग्य प्रमाणात फायबर (तंतू) मिळाल्याने शौचाला साफ होते. अशा प्रकारे अन्नपदार्थ सेवन केल्यास योग्य तेवढा दूध पुरवठा बाळाला होतो, तसेच या दुधाचा दर्जाही चांगला राहतो. म्हणजेच त्यामध्ये अन्नघटकांचे प्रमाणही योग्य, बाळाच्या वाढीला हवे तितके राहते.

बाळ स्तनपान करीत असेल तर आईला नेहमीपेक्षा ५०० कॅलरीज् एवढी उर्जा अधिक लागते.

स्तनपान करणाऱ्या मातेला विशेष महत्त्वाचे अन्नघटक

१) कॅल्शियम – प्रत्येक स्तनदा मातेला ५०० ते ७००मि. ग्रॅ, एवढे कॅल्शियम दररोज आहारातून मिळायला हवे. जर घेत असलेला आहार कॅल्शियमयुक्त असेल तर वेगळे कॅल्शियम घेण्याची गरज नाही. कॅल्शियमयुक्त

आहार असेल तर कॅल्शियमच्या गोळ्या घ्यायला नकोत. हाडांमधील कॅल्शियमचे प्रमाण स्तनपानाच्या काळात काही प्रमाणात कमी होऊन हाडे ठिसूळ होतात. पण स्तनपानाचा काळ संपला की हाडे पुन्हा भरीव होतात. ज्या स्त्रिया जास्त काळ स्तनपान करतात त्यांची हाडे मोडण्याची शक्यता कमी असते असे निरीक्षणातून लक्षात आले आहे.

भरपूर कॅल्शियम असणारे पदार्थ - दूध व दुधाचे पदार्थ, चीज, पालेभाज्या, आईस्क्रीम, सुकामेवा, सुकलेले मटार, अंडे व मासे. काही डॉक्टर या स्तनदा मातांना कॅल्शियमच्या गोळ्या घेण्याचा सल्ला देतात. शाकाहारी अन्नपदार्थातील कॅल्शियमचे शोषण इतर अन्नपदार्थातील कॅल्शियमपेक्षा अधिक चांगल्या प्रकारे होते.

२) लोह - मटन व मांसाहारी पदार्थात लोहाचे प्रमाण भरपूर असते. व त्याचे शोषणही उत्तम होते. गडद रंगाचे मासे, रंगीत भाज्या यामध्ये लोह भरपूर असते. खजूर, गूळ यामध्येही लोहाचे प्रमाण भरपूर असते. आम्लधर्मी अन्नपदार्थ लोखंडाच्या भांड्यात शिजवल्यास त्यात लोहाचे प्रमाण वाढते.

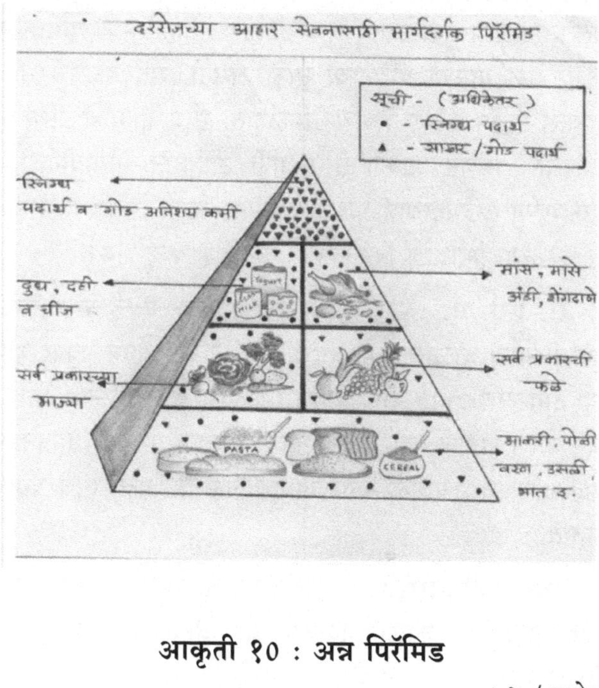

आकृती १० : अन्न पिरॅमिड

अन्नघटकांमार्फत लोह मिळत असले तरी भारतीय स्त्रिया अशा अन्नपदार्थांचे फार कमी प्रमाणात सेवन करतात. त्यामुळे स्तनपान करणाऱ्या मातांनी लोहाच्या गोळ्या घ्याव्यात. त्यामुळे दुधातील लोहाचे प्रमाण पुरेसे रहाते.

३) 'ड' जीवनसत्त्व– आई जर दिवसातून १५ मिनिटे उन्हात राहू शकत असेल तर तिचा चेहरा हातापायांची त्वचा पुरेसे 'ड' जीवनसत्त्व तयार करते. दूध, मासे व काही प्रमाणात अंडे यातून 'ड' जीवनसत्त्व मिळते.

४) प्रथिने – पहिल्या सहा महिन्यात दररोज सरासरी ६०० मि.लि. इतके दूध येते. या दूधात १० ग्रॅम प्रथिने असतात. एवढी प्रथिने तयार होण्यासाठी रोज २० ग्रॅम प्रथिने घ्यावी लागतात. प्रौढ स्त्रीला रोज ५० ग्रॅम प्रथिने लागतात. म्हणजे स्तनदा मातेला ७० ग्रॅम प्रथिने दररोज आहारावाटे मिळणे गरजेचे असते, त्याप्रमाणात तिने प्रथिनयुक्त अन्नपदार्थ घ्यावे. दूध व दुधाचे पदार्थ यामध्ये उत्कृष्ट प्रकारची प्रथिने असतात. त्यानंतर अंडी, मटन व मासे यांचा क्रमांक लागतो. अंड्याच्या पांढऱ्या बलकामध्ये प्रथिनांचे प्रमाण अधिक असते. त्याचबरोबर त्यामध्ये कोलेस्टेरॉलचे प्रमाण कमी असते. म्हणून पांढरा बलक हा प्रथिनांचा उत्तम स्रोत आहे. शाकाहारामध्ये कडधान्ये म्हणजे तूरडाळ, मूगडाळ यामध्ये प्रथिनांचा साठा असतो. सर्व डाळींचे समप्रमाणात सेवन केल्यास उत्तम प्रकारची प्रथिने मिळतात. सोयाबीनमध्ये प्रथिनांचे प्रमाण मुबलक असते. म्हणून शाकाहारी मातांनी आहारात सोयाबीनचा अंतर्भाव करावा. कोणत्या अन्नपदार्थात प्रथिनांचे प्रमाण किती असते हे माहीत करून घेतल्यास कोणत्या पदार्थाचे किती सेवन करावे हे कळू शकते.

५) डी. एच. ए. : आईच्या दुधात डी. एच. ए. हे स्निग्धाम्ल असते. या आम्लाची गरज बाळाच्या मेंदूची वाढ व विकास योग्य प्रकारे होण्यासाठी असते. या आम्लाचे दूधात योग्य प्रमाण रहाण्यासाठी मातेने दूध, अंडी व मटन यांचे सेवन करणे चांगले. डी. एच. ए.च्या गोळ्या गर्भवती मातांना घेण्याचा डॉक्टर सल्ला देतात. त्यामुळे मातांच्या दुधातील डि. एच. ए.चे प्रमाण वाढते असे मानतात.

६) 'बी' जीवनसत्त्वे : बाळाच्या वाढीमध्ये तसेच अवयवांच्या विकासामध्ये प्रसूतीपूर्व काळात विविध 'बी' जीवनसत्त्वे महत्त्वाची भूमिका

बजावतात. यांचे योग्य ते प्रमाण आईच्या दूधामध्येसुद्धा असायला हवे. प्रसूतीपूर्व काळत 'बी' जीवनसत्त्वाच्या गोळ्या डॉक्टर गर्भवती स्त्रियांना देतात. त्याच गोळ्या स्तनपानाच्या काळात चालू ठेवायला हव्यात. फॉलिक ॲसिडची विशेष गरज प्रसूतीपूर्व आणि प्रसूतीनंतर असते. प्रसूतीपूर्व काळात गर्भवती स्त्रीने ८०० मायक्रोग्रॅम इतके फॉलिक ॲसिड घ्यावे. तर प्रसूतीनंतर ४०० मायक्रोग्रॅम इतके घ्यावे. या जीवनसत्वाच्याही गोळ्या घ्याव्यात. अर्थात, आहारातूनही ही जीवनसत्वे मिळतात.

सर्वसाधारणपणे ५० ते ६० किलो वजन असलेल्या स्त्रीला २२०० उष्मांकांची गरज असते. तर स्तनपान करीत असलेल्या मातेला दररोज ५०० अधिक उष्मांकांची गरज असते. म्हणजेच बाळाला दूध देणाऱ्या आईने २७०० उष्मांक मिळतील एवढा आहार घ्यावा. उष्मांकासाठी पिष्टमय पदार्थांचे सेवन अधिक करावे.

कोणत्या अन्नपदार्थात अन्नघटकांचे प्रमाण किती असते ते पुस्तकातून कळू शकते. त्याप्रमाणे उपरोक्त वर्णन केलेले विविध अन्नपदार्थ खावे. तक्त्यात काही अन्नपदार्थांमधील उष्मांक व प्रथिनांचे प्रमाण दिले आहे.

काही अन्नपदार्थांमधील उष्मांक व प्रथिनांचे प्रमाण

पदार्थ	परिमाण	प्रथिने	कॅलरी
दूध गायीचे	१०० मिलि दूध (एक कप)	३ ग्रॅम	६०
म्हशीचे (स्निग्ध पदार्थ विरहीत)	१०० मिलि दूध (एक कप)	४.५ ग्रॅम	८५
साखर	५ ग्रॅम (एक चहाचा चमचा)		२०
दूध घातलेला चहा	१०० मिलि (एक कप)		५०
दही गायीचे	१०० ग्रॅम (एक वाटी)	३ ग्रॅम	६०
अंडे एक		१. ५ ग्रॅम	४३
मटण	१०० ग्रॅम (एक वाटी)	१८. ५ ग्रॅम	२००
हिरव्या भाज्या	१०० ग्रॅम	१-२ ग्रॅम	६५
आइस्क्रीम	१५० ग्रॅम		३८०
तेल	१ ग्रॅम		९

भात	३० ग्रॅम (एक वाटी)	२. ५ ग्रॅम	१००
गहू	३० ग्रॅम (एक चपाती)	३. ५ ग्रॅम	१००
इतर ज्वारी बाजरी	१०० ग्रॅम	३. ५ ग्रॅम	३२५
बटाटा	१०० ग्रॅम	०.५ ग्रॅम	१००
कडधान्ये डाळी	१०० ग्रॅम	२०-२५ ग्रॅम	३२५
१ केळे			१००
अर्धा पपया	'अ' जीवनसत्त्व		३००
मध्यम आकार			
एक सफरचंद	जीवनसत्त्व 'सी'		५०
एक संत्र	जीवनसत्त्व 'सी'		५०
एक चिकू	जीवनसत्त्व 'सी'		१००
एक गोल तुकडा	जीवनसत्त्व 'सी'		५०
अननस			
एक अंजीर (लोह)	जीवनसत्त्व 'सी'		७५
एक टोमॅटो	जीवनसत्त्व 'सी' भरपूर		१५

फळे-भाज्यांमध्ये 'अ', 'क' जीवनसत्त्व तर कडधान्ये (डाळी) तृणधान्ये भात, गहूमध्ये 'बी' जीवनसत्त्व असते.

स्तनपान करणाऱ्या आईचा जीवनशैलीनुसार समतोल आहार

	बैठे काम		**मध्यम कष्ट**		**अतिकष्ट**	
अन्नपदार्थ	**शाकाहार**	**मांसाहार**	**शाकाहार**	**मांसाहार**	**शाकाहार**	**मांसाहार**
अन्नपदार्थ तृणधान्य ज्वारी, गहू भात	ग्रॅम ४०० (३ चपात्या किंवा २ भाकऱ्या)	ग्रॅम ४००	ग्रॅम ४५०	ग्रॅम ४५०	ग्रॅम ४७५	ग्रॅम ५७५
कडधान्य डाळी उसळी हिरव्या पालेभाज्या	७० ग्रॅम १५०	५५ ग्रॅम १५०	८० ग्रॅम १५०	६५ ग्रॅम १५०	८० ग्रॅम १५०	६५ ग्रॅम १५०
इतर भाज्या	७५	७५	७५	७५	१००	१००

कंद उदा. बटाटा	५०	५०	७५	७५	१००	१००
फळे	३०	३०	३०	३०	३०	३०
दूध	३२५	२२५	३२५	२२५	३२५	२२५
तेल (स्निग्ध पदार्थ)	४०	४५	४५	५०	५०	५५
साखर	५०	५०	५०	५०	६०	६०
मासे मटण		३०		३०		३०
अंड		३०		३०		३०
शेंगदाणे					४०	४०

टीप : विविध प्रकारच्या उसळी व वरणे यांचा आहारात समावेश असावा.

पाणी– तहान लागेल त्याप्रमाणे पाणी प्यावे. (साधारणत सहा ते आठ ग्लास) अर्थात त्यामध्ये फळांचे रस, सरबत वगैरेंचा समावेश असावा. गडद रंगाची लघवी होत असेल तर पाणी कमी प्याले जात आहे असे समजावे. जास्त द्रवपदार्थ पिण्याने (बारा ग्लास) दूध कमी होते हेही लक्षात ठेवावे. थोडक्यात पाण्याचे सेवन जास्तही असू नये.

शाकाहारामध्येही योग्य प्रमाणात कडधान्ये, तृणधान्ये, भाज्या इत्यादी अन्नपदार्थांचा योग्य प्रकारे समावेश असेल, त्यांचे सेवन समतोल प्रमाणात असेल सर्व अन्नघटक मिळू शकतात.

आईने पथ्य पाळावे का?

खरेतर आईच्या खाण्याने बाळाला काहीही त्रास होत नाही. तरीही बरेचदा स्तनदा आईला खाण्यापिण्याची बरीच पथ्ये सांगितली जातात. काही भाज्या वातुळ असतात, तर काही थंड असतात. असे कुपथ्यकारक अन्न खाल्ल्यामुळे बाळाला त्रास होईल असा समज स्त्रियांमध्ये असतो. खरेतर आईने खाल्लेल्या काही अपवादात्मक पदार्थांचा बाळाला त्रास होतो. जसे गायीचे दूध आईने प्याले तर बाळाच्या पोटात दुखते; पण हे प्रमाण फारच कमी आहे. कधीकधी या बाळाला आईने गायीचे दूध प्याले तर सर्दी, उलट्या, जुलाब, खोकला व अंगावर एक्झिमा उठतो.

आईने गायीचे दूध पिणे बंद केल्यावर या बाळाच्या तक्रारी दूर होतात.

याच आईने बाळ थोडे मोठे झाल्यावर गायीचे दूध प्याले तर बाळाला काही त्रास होत नाही. बहुधा बाळाचे आतडे तोपर्यंत परिपक्व झालेले असते.

कोबी, फ्लॉवर आईने खाल्ल्यास बाळांचे पोट फुगते. पण असे होणाऱ्या बाळांचे प्रमाण फार कमी आहे. आईने खाल्लेल्या अन्नाची चव थोड्याफार प्रमाणात दुधाला येते, जर बाळाला चव आवडली नाही तर बाळ दूध घेण्याचे नाकारते. आईने सेवन केलेल्या अन्नाचा बाळाला त्रास होणारी अशी काही अपवादात्मक उदाहरणे असली तरीही आईने पथ्य करण्याची गरज नाही असे म्हणायला हरकत नाही. क्वचित एखादा पदार्थ वारंवार खाल्ल्याने बाळाला ठरावीक त्रास झाला, असे आईचे निरीक्षण असेल तर तो पदार्थ वर्ज्य करून पहावे. जर बाळाला होणारा त्रास कमी झाला तर आईने तो पदार्थ खाण्याचे टाळावे.

दूध जास्त स्त्रवण्याचे उपाय

भारतात बरेचदा शतावरी कल्प, मेथीचे लाडू, काही आयुर्वेदिक औषधे दूध वाढण्यासाठी दिली जातात, त्याचबरोबर आळीव व डिंक लाडू ही दिले जातात. लाडवांचा उपयोग आहार वाढविण्यासाठी होतो. मेटाक्लोप्रॅमाईडची गोळी आईने आठ ते दहा दिवस घेतल्यास काही प्रमाणात दूध वाढते. पण हे सर्व उपाय फार उपयोगी पडतात असे नाही. आईला आपण दूध वाढीसाठी काही औषध घेतोय याचे समाधान असते. मानसिकदृष्ट्या ती समाधानी होते, पण दूध सुटण्यासाठी बाळाला वारंवार स्तनपानासाठी घ्यावे. त्यामुळे 'दूध सुटण्याची प्रतिक्षिप्त क्रिया' अधिकाधिक कार्यरत होते. त्यामुळेच अधिकाधिक दूध स्त्रवते. मातेला जास्त दूध सुटण्यासाठी बाळाला जास्त वेळ स्तनापाशी घेण्याशिवाय दुसरा कोणताही उपाय नाही. आईने दूध सुटण्यासाठी औषधे घेतल्यामुळे दूध सुटणार म्हणून ती निश्चिंत असते. मग ती बाळाला वरचेवर दुधासाठी घेते, प्रतिक्षिप्त क्रिया चांगल्याप्रकारे कार्यरत झाल्याने आईला भरपूर दूध सुटते.

प्रदूषके आणि दूध

प्रदूषित पाणी, फळे किंवा अन्नपदार्थांचे सेवन केले किंवा रासायनिक कारखान्यांच्या परिसरात राहिल्याने ही प्रदुषके आईच्या दुधात येत नाहीत. आईचे दूध प्रदुषणमुक्त असते. तरीही फळे, भाज्या चांगली धुतल्याशिवाय

खाऊ नयेत. मांस व मासे यांच्यातील स्निग्ध पदार्थयुक्त भाग काढून टाकावा व मगच खावे. शक्यतो कीटकनाशकांच्या फवारणीपासून लांब रहा.

स्तनदा मातेने लक्षात ठेवण्याच्या महत्त्वाच्या गोष्टी

प्रत्येक मातेने कमीत कमी २७०० कॅलरी असतील एवढा आहार घ्यावा. चौवीस तासातून ७ ते८ वेळा खावे. एका वेळचे खाणे पूर्णपणे फळे असावीत. ज्यामधून आपल्याला जीवनसत्व 'ए' आणि 'सी' मिळेल. काही प्रमाणात इतर जीवनसत्त्वेही मिळतीलच.

आहारात ५० टक्के एवढे पिष्टमय पदार्थ, ३० टक्के प्रथिने आणि २० टक्के स्निग्ध पदार्थ असावेत.

काही अन्नपदार्थ आवडत नसतील किंवा ॲलर्जी असेल तर त्याच्या ऐवजी तितकेच पोषणमूल्य असलेले इतर अन्नपदार्थ घ्यावे, उदा. दूध प्यायला आवडत नसेल तर दही खावे.

जर तुम्ही लठ्ठ असाल तर स्तनपानासाठी ज्या अधिक ५०० कॅलरीज घ्यायला सांगितल्या आहेत त्या घेण्याची गरज नाही. स्तनपान करताना आईचे वजन वाढता कामा नये. तसेच वजन कमीही होता कामा नये. आईचे वजन कमी झाले तर आईचा आहार योग्य प्रमाणात नाही असे समजावे.

स्तनपान करताना आईचा आहार व व्यायाम

माता स्तनपान करत असताना खरेतर तिचे वजन वाढता कामा नये. कारण तिला बाळासाठी दूध तयार करण्यासाठी अधिक कॅलरीज् खर्च कराव्या लागतात. त्यामुळे घेतले जाणारे जास्तीचे अन्न दूध तयार करण्यासाठी खर्च होते. काही कारणाने तिने आहार कमी घेतला तर गर्भवती असताना शरीरात साठलेले मेद हे दूध तयार करण्यासाठी खर्च होते. त्यामुळे वजन कमी होते. आहार घेण्यात जास्त काटेकोरपणा दाखवला तर वजन फार वाढत नाही.

पण काही स्त्रियांना स्तनपाना दरम्यान जास्त आहार घेण्याचा सल्ला दिला जातो. आपल्या देशात बाळंतिणीला सुका मेवा, आळीव, डिंक, मेथीचे लाडू खायला देण्याचा प्रघात आहे. हे लाडू तुपात केलेले असतात. म्हणजेच आधीच जास्त वजन असलेल्या स्त्रीचे स्तनपाना दरम्यान या अशा आहारामुळे अधिक वजन वाढते.

ज्यांना असा आहार घेणे शक्य नसते किंवा प्रसूतीनंतर कामावर जावे लागते त्या स्त्रिया स्तनपानादरम्यान बारीक होतात.

थोडक्यात, स्तनपानादरम्यान आहाराचा अतिरेक करणे योग्य नाही. त्या दरम्यान सुचविलेला जास्तीचा आहार घेणे योग्य! उगाच चरबी, मेद (स्निग्ध पदार्थ)असतील असे अन्नपदार्थ घेऊ नयेत. विशेषत: ज्या स्त्रियांचे वजन आधीच जास्त असते त्यांनी ही गोष्ट लक्षात ठेवावी. प्रसूती झाल्यानंतर सर्वांनी साचेबद्ध आहार घेऊ नये, तर आपले वजन, आपले काम हे पाहून आहार घ्यावा. आहारावर नको ती बंधने आणू नयेत किंवा वारेमाप खाऊही नये. कोणत्याही बाबतीत अतिरेक टाळण्यासाठी भूक लागली की खावे व पोट भरले की खाणे थांबवावे हे तत्त्व अमलात आणावे हे बरे. आहारामध्ये शक्यतोवर स्निग्ध पदार्थांचे सेवन जास्त करू नये. उदा. जास्त स्निग्धांश असलेले दूध पिण्यापेक्षा कमी स्निग्धांश असलेले दूध प्यावे. वजन कमी करण्याचा नाहक अट्टहास धरू नये.

व्यायाम

प्रसूतीनंतर काही दिवस विश्रांती घेतल्यानंतर व्यायाम करायला हरकत नाही. सुरुवातीला साधा, थोडा व्यायाम घ्यावा. एक दोन महिन्यानंतर आपण नियमित घेत असलेला व्यायाम सुरू करावा. काही माणसे मनापासून व्यायाम करतात. तर काही व्यायामाचा तिरस्कार करतात. व्यायामाच्या बदल्यात एखादी 'गोळी' निघाली असती तर तिचा भरपूर खप झाला असता, हे सांगायलाच नको.

प्रसूतीनंतर व्यायाम का करावा?

- व्यायामामुळे प्रसूतीनंतर शैथिल्य आलेल्या स्नायुंना जोर मिळतो. शरीर सुडौल बनते.
- जास्त चरबी असलेल्या लठ्ठ स्त्रियांच्या वजनात घट होते.
- पाठदुखी कमी होते.
- लैंगिकदृष्ट्या स्त्री लवकर सक्षम होते.

व्यायाम हा खरतर कायमच करावा. आपल्या दिनक्रमात व्यायाम असायलाच हवा. प्रसूतीपूर्वी व्यायामाची सवय नसेल तर प्रसूतीनंतर सुरू

केलेल्या व्यायामामुळे शरीराला व्यायामाची सवय लागू शकते. व्यायाम सुरू करण्याआधी वजन करावे. तसेच स्तनपानादरम्यान आपल्या वजनावर लक्ष ठेवले पाहिजे. वजन वाढणे किंवा कमी होणे अपेक्षित नाही. यासाठी जरूर असलेला व्यायाम व आहार घ्यावा. वजनावर लक्ष ठेवल्यास आहार व व्यायाम यावर बंधन ठेऊ शकतो.

– बाळाला दूध दिल्यानंतर बाळ झोपी गेल्यावर व्यायाम करावा. व्यायामानंतर थकवा आल्यास लगेचच स्तनपान करणे शक्य नसते. म्हणून व्यायामानंतर योग्य प्रमाणात आराम मिळेल याची दक्षता घ्यावी.

– व्यायाम केल्यानंतर दुधाची चव बदलण्याची शक्यता असते म्हणून व्यायामानंतर लगेच स्तनपान करू नये.

– आपल्याला सोयीस्कर, सुखदायी व्यायाम घ्यावा. चालणे, उड्या मारणे योग इत्यादी.

– थोड्याफार प्रमाणात पोहणे इत्यादी व्यायाम करायला हरकत नाही.

– हाताला जास्त कष्ट पडून थकवा येईल असा व्यायाम करू नये. कारण त्यामुळे बाळाला दूध देणे कठीण जाईल.

– व्यायाम करण्याआधी एक ग्लास पाणी प्यावे व व्यायामादरम्यान तहान लागल्यावरच पाणी प्यावे.

– व्यायाम आपल्या गरजेप्रमाणे व कुवतीनुसार करावा. दुसऱ्याचे अनुकरण करू नये.

– चालणे हा उत्तम व्यायाम आहे. बाळाला घेऊन फिरायला जाण्याने बराच व्यायाम होतो. चालण्यामुळे मोकळी हवा मिळते. मित्र, मैत्रिणी भेटतात. त्यामुळे आनंद होतो.

– घरातील नैमित्तिक कामे कष्टाची असतील तर अधिक व्यायाम घ्यावयाची गरज नाही. इमारतीतून खाली वर जाता ‘लिफ्ट’चा वापर न केल्यास अनायासे भरपूर व्यायाम होतो. व्यायाम हा आपल्या जीवनाचा अविभाज्य भाग बनला पाहिजे.

योग्य आहार आणि व्यायामामुळे आईची तब्बेत सुदृढ राहते आणि बाळाला दूधही नीट मिळते.

■■

७

प्रसूतीनंतर स्त्रीने घ्यावयाची स्वत:ची काळजी

प्रसूतीनंतर बाळाची काळजी घेण्यात आईचे मग्न असणे स्वाभाविकच आहे. आईचे सगळे लक्ष बाळाकडे लागलेले असते. याचा अर्थ असा नाही की आईने स्वत:च्या शरीराकडे, स्वत:च्या दिसण्याकडे किंवा स्वत:च्या राहणीमानाकडे दुर्लक्ष करावे. आपल्या भावनांचा योग्य प्रकारे निचरा व्हायला हवा. आईला बाळाकडे लक्ष द्यायचं असतच, तसेच बाळ हे जरी तुमच्या दृष्टीने सर्वस्व असलं तरीही तुम्ही कोणाची तरी पत्नी असता, मोठ्या मुलाची आई असता. तसेच तुमच्या कुटुंबातील माणसेही आहेत आणि तुमच्या मित्रमैत्रिणीही आहेत. थोडक्यात, या सर्वांचा विचार करायलाच हवा. स्वत:ची शारीरिक, मानसिक व भावनिक काळजी घेणे तितकेच गरजेचे आहे. आणि त्या दृष्टीने आईची वागणूक हवी.

शारीरिक काळजी

स्तनाची निगराणी खरेतर स्तनांची फार काळजी घ्यावी लागत नाही. स्तनपानानंतर त्यांचा आकार पूर्वीसारखा होतो. आकार सुडौल रहाण्यासाठी मालीश करणे किंवा मलमे लावण्याची गरज नसते. दिवसातून एक-दोन वेळा ब्रेसिअर बदलावी. आंघोळ करताना भरपूर पाण्याने स्तन धुवावेत. जर दूध स्रवत असेल तर ब्रेसिअरच्या आत स्तनाग्र झाकतील अशा प्रकारे पॅड ठेवावे. पॅड वारंवार धुता येतील अशी असावीत. या पॅडमुळे स्तनाग्रातून पाझरलेल्या दूधाने ब्रेसिअर ओली होत नाही.

स्तनाग्रांना जखमा होऊ नयेत, ती कोरडी होऊ नयेत म्हणून काही वेळा डॉक्टर त्याना लावायला मलम देतात. खरेतर अशा मलमांची गरज नसते. एक तर प्रत्येक स्तनपानाच्या वेळी ही मलमे धुवून अथवा पुसून टाकावी लागतात. तसेच या मलमांची आईला ॲलर्जी असू शकते. म्हणून शक्यतोवर अशी मलमे वापरू नयेत. स्तनाग्रांना जखमा होऊ नयेत म्हणून ओला ब्लाऊज किंवा ब्रेसिअर अंगावर ठेऊ नये. त्या वारंवार बदलाव्यात. वारंवार बदलण्यासाठी

दोन-चार ब्रा अधिक असाव्यात. जरी ब्रा वापरण्याची सवय नसेल तरी स्तनपान करण्याच्या दिवसात तिचा वापर करावा. त्यामुळे दूध पाझरून कपडे ओले होत नाहीत. तसेच स्तनाग्रांसाठी पॅड ठेवायला त्यांचा उपयोग होतो. ब्रा जास्त घट्ट नसाव्यात. त्यामुळे दुग्धनलिका दाबल्या जातात व त्यातून दूध पाझरणे बंद होऊ शकते.

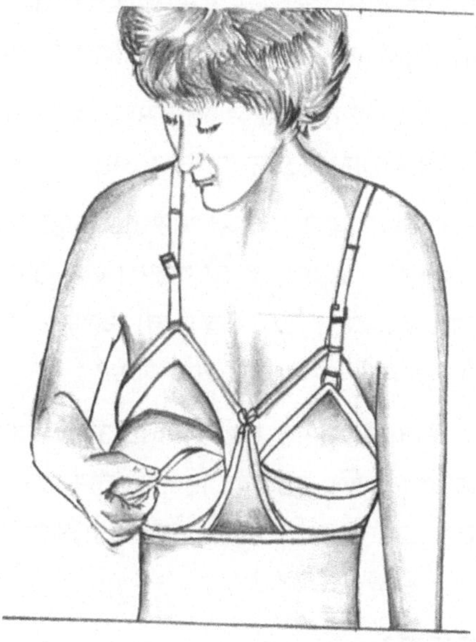

आकृती ११ : आरामदायी अंतर्वस्त्र

योग्य ब्रेसिअरची निवड

- सहज बसेल तसेच सहज काढता येईल अशा आकाराची असावी. तिचा स्तनावर कोठेही दाब पडू नये. तसेच घातल्यावर त्यांचा शरीरावर कोठेही वळ पडता कामा नये.

- स्तनपानाच्या वेळी एक स्तन बाळाला देता येईल अशा प्रकारची ब्रा असावी. किंवा

त्या ब्रेसिअरमधून स्तन सहजपणे बाहेर येईल असे आच्छादन असावे. हे आच्छादन सहज वर करता आले पाहिजे.

- ब्रेसिअर सुती असाव्यात. त्यामुळे पाझरलेले दूध सहजपणे शोषले

जाईल.

– ब्रेसिअरच्या पट्ट्याची लांबी सहज कमीअधिक करता येण्याजोगी असावी.

– स्तन व्यवस्थित बसतील अशी ब्रेसिअर असावी.

– प्रसूतीपूर्वी जर ब्रेसिअरची खरेदी केली असेल तर ती थोडी वाढत्या आकाराची घ्यावी. प्रसूतीनंतर आकार वाढणे अपेक्षित असते.

– ब्रेसिअरवर घातलेल्या झग्याला स्तन सहज बाहेर काढता येईल असे आच्छादन शिवावे. ते बटणाने बंद करता येईल असे असावे.

– सुरुवातीच्या काळात दूध जास्त पाझरते. काही वेळा स्तनाग्राजवळ ठेवलेली पॅडसूही भिजतात. अर्थात, दुधाचे पाझरणे एक-दोन महिन्यात थांबते. पण पाझरणे जास्त असल्यास दूध स्त्रवण्याची जाणीव होईल तेव्हा स्तन तळहाताने दाबावी. त्यामुळे दूध पाझरणे थांबू शकते.

– स्तनपान करताना स्तनात गाठ लागते. अशा प्रकारे गाठी हाताला लागणे स्वाभाविक असते. पण गाठ एका ठिकाणी तीन दिवस राहिल्यास तसेच गाठ वाढली, दुखत असेल आणि लाल होऊ लागल्यास डॉक्टरांचा सल्ला घ्यावा.

प्रसूतीनंतरचे रहाणीमान

प्रसूतीनंतर आपली रहाणी आकर्षक नसली तरी अगदीच गचाळ नसावी. केस कमीत कमी दोनदा विंचरावेत. प्रसूतीनंतर आपली त्वचा खरखरीत होते. ती हळूहळू पूर्वीसारखी होते. दररोज अंगाला तेल लावणे चांगले. मालीश करून घ्यायला हरकत नाही. नखे वाढवू नयेत. नियमित कापावीत. नखांमुळे बाळाला इजा होऊ शकते.

कपडे फार आकर्षक नसले तरी धुतलेले असावेत. रोज सकाळी व सायंकाळी कपडे बदलावेत. अंगाला तेल लावलेले असल्यामुळे कपडे तेलकट होतात. ते गरम पाण्यात भिजवून स्वच्छ धुऊन घालावेत.

कपडे वापरताना बाळाला सहजपणे स्तनपान करता येईल असे असावेत. अलीकडे झिप असलेले गाऊन मिळतात ते अतिशय उपयुक्त आहेत. मात्र घट्ट कपडे घालू नयेत.

प्रसूतीमुळे आईला खूप थकवा आलेला असतो. त्यातच तिला बाळाला स्तनपान करावे लागते. म्हणून वेळ मिळेल तेव्हा व मिळेल तेवढा आराम आईने घेतला पाहिजे. असा आराम घेतला तर ती बाळाला योग्य प्रकारे स्तनपान करू शकते. बाळाचे दूध पिण्याचे वेळापत्रक मार्गी लागेपर्यंत पुरेसा आराम मिळत नाही. त्यामुळे चिडचिड होणे स्वाभाविक असते. अर्थात, घरातील इतर माणसांनाही या काळात आराम मिळत नाही. पण बाळाला वाढवायचे म्हणजे असा ताण घरातील प्रत्येकावर येत असतो. आईला अशा तणावातही दूध देणे चालू ठेवावेच लागते. थोडक्यात, घरातील सर्वांनाच हा ताण थोडाफार सहन करावा लागतोच हे लक्षात ठेऊन प्रत्येकानेच जमेल तशी विश्रांती घ्यावी. आईने आराम करत असताना फोन घेऊ नये, आपल्याला योग्य वेळ असेल तेव्हाच फोन करावा किंवा घ्यावा.

प्रसूतीच्या वेळी मदतीसाठी शक्यतोवर जवळचे नातेवाईक बोलावणे योग्य. आपले सासूसासरे किंवा आईवडील हे छान काळजीवाहक असतात. अर्थात, त्यांच्याशी जमवून घेऊन वागल्यास सर्व काही सुलभ होते. वर कामासाठी नोकर मिळाल्यास ठीक. पण आपल्या देशात प्रसूतीनंतर स्त्री पंधरा दिवसांनी कामाला लागते. तिच्यावर बाळाची काळजी घेणे व घरकाम करणे अशी दुहेरी जबाबदारी पडते. अशा वेळी या ज्येष्ठ नातलगांची चांगलीच मदत होते. पण तशी सोय नसल्यास आईला घरातील सगळी कामे करावी लागतात. मग वेळेचे नियोजनही करावे लागते. नवीन बाळाच्या मोठ्या भावंडांचीही काळजी घ्यावी लागते. अशा वेळी शेजाऱ्यांचीही मदत होते. प्रसूतीच्या काळात पतीचेही सहकार्य असणे तितकेच महत्त्वाचे असते. त्यानेही पत्नीची एकंदरीत परिस्थिती लक्षात घेऊन तिला मदत करायला हवी. या काळात सर्वांचे सहकार्य असेल तर ते सुकर होते. घरात फक्त पती-पत्नीच असतील तर त्या आईची फारच गडबड होते. अशा वेळी पतीने अधिक जबाबदारीने वागायला हवे.

नोकरी करणाऱ्या मातांना हल्ली सहा महिने स्तनपानाची भरपगारी रजा दिली जाते. त्यामुळे त्या स्तनपानावर पूर्णपणे लक्ष देऊ शकतात. अर्थात, या काळातही त्यांनी कामांसाठी नोकर ठेवणे गरजेचे असते.

प्रसूतीनंतरची मातेची भावनात्मकता

बाळ होणे हा स्त्रीच्या आयुष्यातील सुवर्णक्षण! यावेळी आईच्या मनात

भावनांचा कल्लोळ निर्माण होतो. बऱ्याच मातांचे बाळाच्या आगमनाने मन भरून येते, मन आनंदी होते व एक प्रकारचे आंतरिक समाधान आईला बाळाच्या आगमनाने होत असते. तर काही मातांचे मन काळजीग्रस्त होते. त्या निराश होतात. आता कसे होणार या नकारात्मक विचाराने त्यांना पछाडते. अर्थात, अशा स्त्रियांचे प्रमाण अतिशय कमी असते.

बाळाची काळजी घेण्याची जबाबदारी आईवरच जास्त असते. बाळही पूर्णपणे आईवरच अवलंबून असते. आईला त्यामुळे कधीकधी असुरक्षित वाटणे स्वाभाविक आहे. अर्थात, सदासर्वकाळ बाळाची काळजी आपण घ्यायची असते. बाळाची जबाबादारी आपल्यावरच आहे असा समज करून घेण्याची किंवा तसे मानण्याची गरज नाही. पण बाळाच्या या जबाबदारीच्या जाणीवेने आई कधीकधी उदास होते. या काळात आईला कधी सहज रडू येते, डोके दुखते, अस्वस्थता येते, चिडचिड होते, कायम नकारात्मक विचार येतात. आता माझे कसे होणार, बाळाची काळजी योग्य प्रकारे घेतली जाईल का? अशा प्रकारचे विचार आईच्या मनात येतात.

आईची मानसिक अवस्था तात्पुरती असते, पण ही अवस्था ओळखून मातेला मानसिक आधार द्यावा लागतो. तिने आपला आहार योग्य ठेवावा. नैमित्तिक व्यायाम करावा. तसेच नातेवाईकांनी व मैत्रिणींनी तिला बाळाची काळजी घेण्यास मदत करावी. तिला आधार देऊन समजुतीच्या चार गोष्टी सांगाव्यात. त्यामुळे हळूहळू तिची अवस्था सामान्य होते आणि तिच्या मनातील असुरक्षितता जाते. या अवस्थेत नातेवाईकांची भूमिका फार महत्त्वाची असते.

अशी खिन्नता टाळण्यासाठी आईने करावयाच्या गोष्टी

– स्वत:ची योग्य प्रकारे काळजी घ्यावी. कारण आपली काळजी योग्य प्रकारे घेतली नाही तर आपण बाळाची काळजी योग्य प्रकारे घेऊ शकणार नाही.

– समतोल आहार घ्यावा. जीवनसत्त्वे व खनिजांच्या गोळ्या घ्याव्यात.

– योग्य प्रमाणात विश्रांती घ्यावी. बाळाच्या झोपेच्या वेळेनुसार आपल्या झोपेच्या वेळा ठरवाव्यात.

– व्यायामाची सवय लावून घ्यावी.

– घरगुती कामांची जास्त चिंता करू नये. पतिची सर्वप्रकारे मदत घ्यावी. इतर नातलगांची मदत घ्यावी. त्याचबरोबर आपल्याला शक्य असतील ती घरातील कामे करावीत.

– दिवसातील काही वेळ स्वत:साठी राखून ठेवावा. त्यावेळी वाचन, संगीत किंवा आवडत्या कामात वेळ घालवावा.

– स्वत:चा टापटीपपणा, पोषाख याकडेही लक्ष द्यावे.

– इतर मातांबरोबर गप्पा मारून त्यांचेही अनुभव ऐकावे. याही गोष्टी महत्त्वाच्या असतात.

– जास्तच औदासिन्य व नैराश्य आल्यास मानसोपचारतज्ज्ञांचा सल्ला घेण्यास टाळाटाळ करू नये.

खरेतर बाळाच्या जन्मानंतर वरील अवस्था फार कमी वेळा आईवर येते. त्यामुळे फार घाबरून जाण्याचे कारण नाही. अशी अवस्था दुसऱ्या बाळाच्या जन्मानंतर येण्याची शक्यता अधिक असते. पहिल्या बाळाच्या जन्मावेळी आपण आई झाल्याचा आनंद असतो. पण दुसऱ्या बाळाच्या जन्मानंतर वाढत्या जबाबदारीची जाणीव आईला अगतिक बनवते व ती उदास होऊ शकते.

आई होण्याची चाहूल लागली की आपली प्रसूती कशी होणार, बाळाची काळजी आपण योग्य प्रकारे घेऊ शकू का? सिझर झाल्यास झेपेल का? प्रसूतीच्या वेदना सहन कशा करायच्या, होणारे बाळ सुदृढ असेल का? घरातील कामे कशी होतील? बाळामुळे नोकरी चालू ठेवणे शक्य होईल का? अशा एक ना अनेक अडचणी समोर उभ्या रहातात. पण थोडं चिंतन करावं, मग लक्षात येतं की अशा अडचणींना सर्वच मातांना सामोरे जावे लागते. असा विचार केल्यास सर्व प्रश्नांना उत्तरे मिळतात. अडचण आल्यावर योग्य मार्गदर्शन घेतल्यास त्या अडचणीला उत्तर मिळते. या अडचणींनी भांबावून जायचे कारण नाही. असा सकारात्मक दृष्टिकोन ठेवल्यास जीवन सुलभ होते आणि उदासीनता येत नाही.

बाळाला दूध देत असताना आईचे मानसिक आरोग्यही उत्तम हवे.

■■

८

स्तनपान करताना औषधे घेणे योग्य आहे का?

माता गर्भवती असताना औषधे घेण्यावर बरीच बंधने असतात. विशेषत: पहिल्या तीन महिन्यात कोणतेही औषध अतिशय गरज असेल तरच घ्यावे. कारण या घेतलेल्या औषधाचा बाळावर परिणाम होऊन विकृत बाळ जन्माला येण्याची शक्यता असते. त्यामुळेच स्तनपान करणाऱ्या मातांना आपण औषधे घेतल्यास त्याचा दूध पिणाऱ्या बाळावर किती परिणाम होईल याबाबत माहिती असायला हवी. तसेही गेल्या पन्नास वर्षात औषधांची संख्याही वाढली आहे. त्यामुळे याविषयी मातांना योग्य मार्गदर्शनाची गरज असते. आईने घेतलेली औषधे दुधात किती प्रमाणात येतात व त्यांचे बाळावर काय परिणाम होतात हे प्रत्येक आईने जाणून घ्यायला हवे.

येथे एक गोष्ट स्पष्टपणे सांगाविशी वाटते की, खरच औषधांची गरज असेल तरच औषध घ्या. औषधं घेणे आईच्या शारीरिक तंदुरुस्तीसाठी अत्यंत गरजेची असतील तरच घ्यावीत. नेहमीच्या वापरातील औषधे उदा. पॅरासिटॅमॉल, सर्दीची औषधे किंवा काही प्रतिजैविके घेत असताना स्तनपान बंद करण्याची गरज नाही. किंबहुना नेहमीप्रमाणे स्तनपान चालू ठेवावे. काही वेळा औषधे देणारे डॉक्टरच औषध घेत असताना बाळाला दूध न देण्याचा आईला सल्ला देतात. खरेतर नेहमीची सर्वसामान्य औषधे घेतल्यास आईने स्तनपान थांबविण्याची गरज नसते. पण काही औषधे आईच्या दुधातून बाळापर्यंत पोहोचतात. ती औषधे घेताना खालील प्रमाणे विचार करावा.

– वर सांगितल्याप्रमाण औषधे घेत असल्यास स्तनपान चालू ठेवण्यास काहीच अडथळा नसतो.

– काही औषधे आईने घेतल्यास स्तनपान तात्पुरते थांबवावे लागते.

– काही औषधे अशी असतात की ती आई घेत असेल तर स्तनपान पूर्णपणे थांबवावे लागते.

बऱ्याचदा बाळाचा जन्म होतान, सिझर करावे लागल्यास कधीकधी आईला पूर्ण भूल द्यावी लागते. त्या भूलीचे परिणामाने बाळाला जास्त वेळ झोप लागते. त्यामुळे बाळ दूध ओढू शकत नाही. पण काही वेळाने बाळ जागे होते व योग्य प्रकारे दूध ओढू शकते. पण सुरुवातीचा काही काळ बाळाला स्तनपाना शिवाय ठेवावे लागते. म्हणूनच शक्यतो सिझर करताना डॉक्टर पाठीत इंजेक्शन (लंबर ॲनास्थेसिया) देऊन आईला कमरेखाली बधिर करतात. या भूलीचा बाळावर काहीच परिणाम होत नाही. आईनेही डॉक्टरना संपूर्ण भूल देऊ नका अशी विनंती करावी.

खालील औषधे घेत असताना स्तनपान थांबविण्याची गरज नाही.

- पॅरासिटॅमॉल
- असायक्लोवीर
- सर्वच प्रतिजैविके
- आकडीसाठी देण्यात आलेली औषधे
- ॲलर्जीसाठी देण्यात येणारी अँटीहिस्टॅमिनीक्स
- उच्चरक्तदाबासाठी देण्यात येणारी औषधे
- बुरशीनाशके फ्लुकॉनॅझॉल
- ॲस्पिरीन,कोडीन व कॅफिन
- सर्दी, पडसे, खोकला यांसाठी दिलेली औषधे
- आयबुफ्रोफेन
- थायरॉईड संदर्भातील औषधे
- टॉलब्युटमाईड मधुमेहासाठी
- विविध रोगप्रतिबंधक लसी

स्तनपान तात्पुरते थांबवावे अशी औषधे

रोगाचे निदान करण्यासाठी आईला किरणोत्सर्गी औषधे (रेडिओ ॲक्टिव्ह औषधे) द्यावी लागतात. अशा वेळी स्तनपान तात्पुरते काही काळ थांबविण्याचा सल्ला आईला देण्यात येतो. औषध देण्याआधी पंपाने दूध काढून

ठेवावे व स्तनपान बंदीच्या काळात हे दूध द्यावे. थोडा वेळ स्तनपान बंदी असेल तरच या पर्यायाचा उपयोग होतो. दीर्घकाळ स्तनपान बंद करावयाचे असेल तर औषधे देऊन झाल्यानंतर पंपाच्या द्वारे दूध काढून फ्रीझमध्ये ठेवावे. औषध कोणते आहे यावर हे ठेवलेले दूध किती वेळाने बाळाला देऊ शकतो ते डॉक्टर सांगतील त्याप्रमाणे करावे. काही काळ दूध ठेवल्याने या दुधावरील औषधाचा किरणोत्सर्गी परिणाम कमी होतो व ते ती बाळाला दिलेले चालते.

किरणोत्सर्गी विभागातर्फे दुधातील किरणोत्सर्गी औषधांचा परिणाम तपासला जातो. तो परिणाम शून्य झाल्यावरच आईने बाळाल स्तनपान देण्याची सुरुवात करावी.

स्तनपान करताना खालील औषधे घेऊ नयेत.

- ब्रोमोक्रीप्टीन- प्रोलॅक्टीन संप्रेरक विरोधक यामुळे दूध स्त्रवणे कमी होते.

- कर्करोग आटोक्यात रहावा म्हणून दिली जाणारी औषधे.

- एर्गोटमीन --अर्धशिशी साठी घेतले जाणारे औषध .

- लिथियम

- नैराश्य कमी होण्यासाठी दिली जाणारी औषधे

- अटेनेलॉल

औषध घेण्याआधी आईने घ्यावयाची काळजी.

- सदर औषध आईच्या दुधात उतरतील का याचा विचार करावा. कारण आईने घेतलेली सर्वच औषधे थोड्याफार प्रमाणात दूधात उतरतात. त्यांचे प्रमाण आईने घेतलेल्या औषधांच्या मात्रेच्या १ ते २ टक्के असते.

- आईने घेतलेले औषध बाळाला घातक आहे का? दीर्घकाळासाठी घेतल्या जाणाऱ्या औषधांसंदर्भात हा प्रश्न महत्त्वाचा असतो.

- आईने ही औषधे घेतली नाहीत तर चालेल का? जर आईला दिलेली औषधे जीवनसंरक्षक असतील तर ती घ्यायलाच हवीत. कारण ही औषधे घेतली नाहीत तर आईचे अस्तित्वच धोक्यात येईल.

- बाळ थोडा मोठा होईपर्यंत आई तिचे उपचार पुढे ढकलू शकते का?

– औषधे घेऊन बाळामध्ये या औषधाचे काही दुष्परिणाम दिसतात का यावर आईने लक्ष ठेवून स्तनपान केले तर चालेल का?

अर्थात, स्तनपान थांबविण्याचा सल्ला दिला गेल्यास आईच्या मनात असे अनेकानेक प्रश्न उभे रहाणारच.

औषध घेणे अत्यंत गरजेचे असल्यास शक्यतो बाळाला दूध दिल्यानंतर लगेच घ्यावे. पुढच्या वेळेचे दूध बाळाला नेहमीपेक्षा थोडे उशीरा द्यावे, यामुळे दुधात उतरणारे औषधाचे प्रमाण बरेच कमी होईल. जर स्तनपान तात्पुरते बंद करायचे असेल तर या वेळात पंपाने दूध काढून टाकावे. त्यामुळे दूध स्रवण्याची क्रिया कायम चालू राहील व पुन्हा स्तनपान सुरू करताना दुधाची कमतरता भासणार नाही.

मानसिक रोगासाठी घेण्यात येणारी औषधे दुधात उतरतात. या दुधात उतरणाऱ्या औषधांचा बाळावर परिणाम होतो. बाळ जास्त झोपते, बाळाच्या विकसित होणाऱ्या मज्जासंस्थेवर या औषधांचा परिणाम होतो. म्हणून शक्यतो स्तनपान करीत असताना ही औषधे काही काळासाठी बंद करावीत. आणि ही औषधे घेणे अनिवार्यच असेल तर बाळ जास्त झोपतंय का, किंवा ते अति चिडचिडे होते का यावर आईने बारीक लक्ष ठेवायला हवे.

गर्भनिरोधक गोळ्या प्रसूतीनंतर दोन-तीन महिने घेऊ नयेत. या गोळ्यांमुळे दूध स्रवणे कमी होते. शक्यतो गर्भनिरोधासाठी गोळ्या न वापरता स्तनपान चालू असेपर्यंत इतर साधनांचा वापर करावा हे अतिशय चांगले. त्यामुळे स्तनपान अव्याहत चालू राहील.

त्याचप्रमाणे आयुर्वेदिक, होमिओपॅथी औषध घेणेही टाळावे. अगदी घेण्याची गरज असेल तर त्याबाबत व दुधातून बाळाला होणाऱ्या त्या औषधांच्या दुष्परिणामांची माहिती संबंधित तज्ज्ञांकडून करून घ्यावी.

गर्भवती आणि स्तनपान करणाऱ्या मातांनी शक्यतो सिगारेट अथवा विडी ओढू नये. सिगारेट वा विडीचा धूर बाळाला अपायकारक असतो. तसेच त्याच्या राखेमुळे बाळ भाजण्याचीही शक्यता असते. तंबाखुतील निकोटिनमुळे दूध स्रवण्याचे प्रमाण बरेच कमी होते. सिगारेट अथवा विडी ओढणे अनिवार्य असेल तर प्रथमत: त्याचे प्रमाण कमी करावे. बाळाजवळ धूम्रपान करू नये. तसेच बाळाला दूध पाजून झाल्यावर धूम्रपान करावे.

गर्भवती व स्तनपान करणाऱ्या मातांनी दारू पिणे, त्यांच्या व बाळाच्या आरोग्यासाठी योग्य नाही. दारू पिणाऱ्या मातांची स्तनपान करणारी मुले जास्त काळ झोपतात. किंवा ती सलग झोपत नाहीत. दारूमुळे दुधाची चव बदलते. त्यामुळे तसेच झोपेच्या अनियमितपणामुळे मुले दूध कमी पितात. त्यांची वाढ नीट होत नाही.

फिनोबार्बिटोन, कोकेन, ॲम्फिटमाईन, आणि हेरॉईन इत्यादी औषधे स्तनपान करताना टाळावीत हेच बरे.

मातेने गरज असेल तरच औषध घ्यावे. नेहमीची औषधे घ्यायला काहीच हरकत नाही.

■■

१

प्रसूतिगृहातून घरी आल्यावर

प्रसूतिगृहात सल्ला देण्यासाठी डॉक्टर, नर्स वगैरे माहीतगार कायम जवळ असतात. काही वेगळी गोष्ट झाल्यास ते योग्य सल्ला देतात. पण घरी सल्ला द्यायला तसे कोणीच नसते. आपली वाट आपणच चोखाळायची असते. अर्थात नवरा, सासू-सासरे किंवा आईवडील किंवा अन्य कोणी नातलग मंडळी असतात. ते विविध सल्ले देतात. पण 'ऐकावे जनाचे करावे मनाचे' अशी आपली काहीशी परिस्थिती प्रसूतीगृहातून घरी आल्यावर होऊ लागते.

प्रथमच आई झालेल्या मातेला घरी आल्यावर बराच तणाव असतो. पण निसर्ग महान आहे, हे त्यांनी लक्षात ठेवायला हवे. हळूहळू सर्वच गोष्टींची सवय होणार याविषयी आईने विश्वास ठेवावा. अर्थात, यासाठी थोडा वेळ द्यावा लागतो. ही जबाबदारी पार पाडताना पतीची मदत उपयोगी पडते. ती अवश्य घ्यावी. पण जर तो कामात असेल तर कोणा अनुभवी स्त्रीची, आईची किंवा सासूबाईंची मदत घेण्यास काहीच हरकत नाही. आपल्या देशात अशा जबाबदाऱ्या व्यवस्थितपणे पार पाडण्यास नवीन मातेची आई किंवा सासूबाई समर्थ असतात. म्हणूनच बहुधा पहिले बाळंतपण माहेरी करण्याची प्रथा पडली असावी. माहेरी आई मदत करायला सदैव तयार असते. आणि नव्याने आई झालेल्या स्त्रीला आईशी सहज संवाद साधून प्रसंगी तिचा सल्ला घेऊन स्तनपानाचे काम सहज पार पाडता येते.

सर्वसाधारण प्रसूतीनंतर दोन दिवसांनी किंवा सिझेरियन प्रसूतीनंतर चार ते पाच दिवसानंतर बाळ बाळंतीण घरी पाठवतात. बाळाची भूक आता अधिक जागरूक झालेली असते. बाळाला अधिकाधिक भूक लागत असेल तर वारंवार दूध प्यायला घ्यावे. हळूहळू दुधाचे प्रमाण वाढवावे. बाळाची भूक भागू लागते. बाळाला हवे असेल तितक्या वेळा दूध द्यावे. जितक्या जास्त वेळा बाळ दूध घेईल तितके दूध अधिक सुटेल.

बाळ हुंदके देऊन रडत असेल तर ते भुकेचे रडणे समजावे. आणि त्वरीत

त्याला दूध द्यावे. रडण्याआधी बाळ झोपेत वळवळ करते, जागे होते, नंतर रडायला लागते. बाळ पाळण्यात किंवा त्याच्या बिछान्यावर वळवळ करायला लागले की त्याला भूक लागली असे समजून आईने दूध द्यावे. त्याच्या रडण्याची वाट पाहू नये. भूक लागल्यावर बाळाला दूध देणे जेवढे महत्त्वाचे तेवढेच त्याला आपल्या कुशीत घेऊन थोपटणेही महत्त्वाचे असते. काही मुले कुशीत घेऊन थोपटल्याशिवाय दूध पीत नाहीत. थोडक्यात, बाळाला दूध देणे एवढेच न करता या गोष्टींकडेही लक्ष द्यावे. बाळाला आईच्या स्पर्शाची, उबेची तेवढीच गरज असते.

प्रत्येक वेळी दोनही स्तनांचे दूध आलटून पालटून द्यावे. प्रत्येक बाळाची दूध घेण्याची सवय वेगवेगळी असते. पण पहिल्या महिन्यात रोज (चौवीस तासात) बहुधा बाळ दहा ते चौदा वेळा दूध घेते. पण काही वेळा बाळे आठ ते दहा वेळाच दूध घेतात. दुसऱ्या महिन्यात सहा ते दहा वेळा बाळे दूध पितात, तर तिसऱ्या महिन्यात पाच ते सात वेळाच घेतात. तिसऱ्या महिन्यानंतर बाळ रात्री बराच वेळ झोप घेते. अर्थात, काही बाळे तिसऱ्या महिन्यातही रात्री दूध घेतात. दूध घेण्याच्या सवयीमध्ये थोडाफार बदल अपेक्षित असतो व असा बदल झाल्यास अस्वस्थ होण्याचे कारण नाही.

बाळाला योग्य प्रमाणात दूध मिळते का?

जर बाळाला भूक लागली की आई स्तनपान देत असेल तसेच आई स्वत:ची योग्य काळजी म्हणजे योग्य आहार व विश्रांती घेत असेल तर बहुत करून दुधाचे प्रमाणही बाळाला हवे तेवढे असते. दूध देण्यापूर्वी स्तन घट्ट झालेले असतात. बाळ दूध पिऊ लागले की ते हळूहळू मऊ होतात. याबाबत पाचव्या प्रकरणात विस्ताराने लिहीले आहे. याविषयी काही अडचण निर्माण झाल्यास किंवा आईला काळजी वाटल्यास डॉक्टरांचा किंवा अनुभवी व्यक्तिचा सल्ला घ्यावा.

बाळाची वाढ तीन आठवड्यानंतर जोमाने होऊ लागते. अशा वेळी अचानक बाळाची भूक वाढते. असाच अनुभव सहा आठवडे ते तीन महिन्यादरम्यान येतो. अर्थात, बाळाला या अधिक भूक लागण्याच्या काळात जास्त वेळा दूध द्यावे, जेणेकरून त्याची भूक पूर्ण होईल.

दुधाचे प्रमाण वाढविण्याच्या काही युक्त्या

– सर्वात महत्त्वाचे म्हणजे बाळाला वारंवार स्तनाशी घ्यावे, एका वेळी दोनही स्तनाचे दूध देणे.

– जर बाळाला जास्त वेळ दूध द्यायचे असेल तर प्रसंगी झोपेतून ऊठवून द्यावे. ते शक्य नसेल तर पंपाने काढून ठेवलेले दूध दिले तरी चालेल.

– जर बाळ नीट दूध ओढत नसेल किंवा थोडा वेळच ओढत असेल तर डॉक्टरांचा सल्ला घ्या.

– उगाच नको ती कामे करत अथवा पाहुण्याची भेट घेत बसण्यापेक्षा आराम करावा. आपली कामे इतरांकडून करून घ्यावीत.

– आपला आहार योग्य प्रमाणात आहे का इकडे लक्ष द्या.

– जीवनसत्त्व 'बी' व लोह घ्यायचे विसरू नका.

– बाळ जेवढ्या प्रमाणात दूध घेईल तेवढे दूध अधिक सुटेल हे लक्षात घ्या.

– बाळाला स्वत:चे दूध सोडून शक्यतोवर कोणतेही दूध देऊ नका. अर्थात बाळ आजारी असेल, लहान असेल आणि डॉक्टरांच्या म्हणण्याप्रमाणे बाळाला अधिक दुधाची गरज असेल तरच वरचे दूध वाटी चमच्याने द्या.

बाळाला झोपेतून कसे उठवावे?

– बाळाशी हळूवार संवाद करा. आवाजामुळे बाळ जागे होते.

– बाळाचे कपडे काढायला लागा.

– बाळाला उचलून डोल डोल करा.

– बाळाच्या पाठीवरून तुमचा हात फिरवा.

– हळूवारपणे त्याचे हातपाय रगडा.

– कोमट पाण्याने बाळाला पुसा.

– स्तन दाबून आलेले थोडे दूध बाळाच्या तोंडात सोडा.

– स्तनाग्रे बाळाच्या ओठाना लावा.

– बाळाच्या तळ पायावर हळूवार टिचकी मारावी. जोराने मारू नये.

बाळाला ते अजिबात आवडत नाही.

बाळ काही कारणाने जास्त झोपत असेल, दूध कमी पित असेल तसेच नेहमीच्या थोडे आधी दूध पाजून आईला काही काम करावयाचे असेल तरच बाळाला झोपेतून उठवावे लागते.

बाळाला दुधासाठी किती वेळ घ्यावे?

यासाठी काही नियम नाही. काही बाळे दूध भराभर पितात. त्यामुळे पंधरा ते वीस मिनीटात दोनही स्तनातील दूध पूर्ण पिऊन थांबतात आणि झोपी जातात. काही दूध पिता पिता झोपी जातात. परत उठतात आणि दूध पितात. थोडक्यात, हे बाळ तासभर त्याच्या सवडीनुसार दूध पीत असते. असे जरी असले तरी बाळाला पूर्णपणे दूध प्यायला सरासरी तीस मिनीटे लागतात. बाळाने एका बाजूच्या स्तनातील दूध पूर्ण संपविले की दुसऱ्या स्तनाशी घ्यावे. बाळाची भूक भागली की बाळ स्तनाग्र आपणहून सोडते. व शांत होते. भूक न भागल्यास बाळ अधिक काळ दूध ओढत बसते, दूध मिळत नसले तरीही! त्याला दूर केले तर ते रडते. म्हणजे बाळाची भूक पूर्ण भागली नाही असे समजावे.

स्तनातून दूध वहात असेल तर?

कधीकधी आईला एवढे दूध सुटते कह ते वहायला लागते. आणि हे असे सुटलेले दूध बाळ घेऊ शकत नाही. या वाहत्या दुधामुळे बाळ गुदमरते. मग ते दूध ओढणे थांबवते. थोड्या वेळाने भूक लागली म्हणून जोराने रडते. तसेच दूध पाजत राहिल्यास बाळाला ठसका लागतो किंवा उचकी लागते. अशा प्रकारे भरपूर दूध वहात असल्यास काय करावे?

– सुरुवातीचे दूध पिळून काढा. थेंब थेंब गळायला लागल्यावर बाळाला द्या.

– पाठीवर झोपून बाळाला स्तनाशी घ्या. त्यामुळे दूधाचे जोरात गळणे कमी होईल. बाळ सहज दूध घेऊ शकेल

– सुरुवातीचे दूध कपात पिळून घ्या व नंतर बाळाला द्या.

– अशा प्रकारे सुरुवातीला एका स्तनातील दूध बाळाला घेऊ द्या. दुसरा स्तन जर दुधाने भरला असेल तर व दूध ओघळत असेल तर ते दूध पंपाने

काढून नंतर पाजा, हळूहळू दूध जोराने ओघळायचे कमी होईल.

बाळ जास्त रडत असेल तर काय करावे?

बाळ भूक लागल्यावर रडणे स्वाभाविक आहे. म्हणजे दूध पाजल्यावर दोन-तीन तासांनी बाळ रडले तर ते भुकेसाठी रडले असे समजून दूध द्यावे. भुकेमुळे बाळ रडत असेल तर दूध मिळाल्यावर रडायचे थांबते. काही वेळा बाळ पोटभर दूध पिऊनसुद्धा अर्ध्या किंवा एक तासाने किंवा दूध प्याल्यावर लगेचच रडते. तर परत बाळाला दूध देऊन पहावे. जर त्याला भूक लागली असेल किंवा पोट पूर्ण भरले नसेल तर ते दूध घेते व रडायचे थांबते. अशा वेळी आत्ताच बाळाने दूध घेतले मग त्याला ते परत देऊन कसे चालेल असा विचार मनात आणू नये.

कधी कधी बाळ झोपेच्या आधी जोरात रडते किंवा झोपेमध्ये रडते. अशा वेळी बाळाला थोपटून झोपवावे किंवा कुशीत घ्यावे. जास्त रडणाऱ्या बाळाला घेऊन फिरवल्यास काही वेळाने ते रडायचे थांबते. काही वेळा बाळाला अंथरुणावर एक प्रकारची असुरक्षितता वाटते. मग आईने घेतल्यावर बाळ तिच्या उबेत शांत होते.

मात्र बाळ काहीही करून रडायचे थांबत नसेल, आणि सारखे रडत असेल तर डॉक्टरांचा सल्ला घेणे बरे.

बाळ दोन-तीन महिन्यांचे झाले की दिवसातून दोन-तीन वेळा रडते. हे रडणे जोरात न थांबता चालू असते. यालाच 'बाळ पोटदुखीने रडते' असे म्हटले जाते. बाळाचे पोट फुगते, त्याने जास्त हवा पोटात गिळली किंवा बाळ जास्त दूध प्याले ही कारणे दिली जातात. काही केले तरी बाळ रडायचे थांबत नाही, पण काही वेळाने आपोआप थांबते.

बाळ भराभर दूध पिते. त्यामुळे त्याच्या पोटात जास्त हवा जाते व गॅसमुळे ते रडते. तर काही वेळा भरभर दूध प्याल्याने थोडे दूध ते बाहेर उलटी करून टाकते. त्यामुळे त्याचे पोट रिकामे होते आणि परत भूक लागल्याने ते रडते. खूप भूकेलेले बाळ एका स्तनातील दूध भराभर पिते. मग दूध संपले असे वाटल्याने आई दुसऱ्या बाजूला घेते. म्हणजे पहिल्या स्तनातील स्निग्ध पदार्थ युक्त शेवटचे दूध बाळ घेत नाही. त्यामुळे त्याचे पोट भरत नाही आणि बाळ रडते. थोडक्यात, दोन्ही स्तनांतील नंतर स्रवणारे स्निग्ध पदार्थयुक्त दूध

बाळाच्या पोटात जाणे महत्त्वाचे असते. हे आईने लक्षात ठेवावे. म्हणजे एक स्तन पूर्ण रिकामे झाल्याशिवाय बाळाला दुसऱ्या स्तनाशी घेऊ नये.

क्वचित प्रसंगी मातेच्या ठरावीक खाण्यामुळे बाळाच्या पोटात दुखते. उदा. आई गायीचे दूध पित असेल तर कधीकधी असे होऊ शकते. असे आढळल्यास आईने काही दिवस तो पदार्थ खायचे टाळावे. बाळाचे रडणे थांबले तर छानच! काही दिवसांनी बाळ मोठे झाल्यावर, त्याची पचन शक्ती सुधारल्यावर आईने तो पदार्थ घेऊन काय होते ते पहावे. बाळ ठीक असेल तर त्या पदार्थाचे सेवन ती करू शकते, पण आईच्या खाण्याने बाळाला सर्रास पोटदुखी होते असा निष्कर्ष कृपया सहजपणे काढू नये. त्यासाठी योग्य निरीक्षणे आवश्यक आहेत, निरीक्षणानेच योग्य निष्कर्ष काढावा.

सारांश, बाळ भूकेने रडत असेल तर त्याला दूध द्यावे. बाळाचा लंगोट ओला झाला असेल तरीही बाळ रडते. तेव्हा तो लंगोट बदलावा. गॅस झाल्याने रडत असेल तर त्याला उभे घेऊन पाठीवर थोपटून ढेकर काढावा. पण यातील कशानेही बाळ रडयचे थांबले नाही तर खालील गोष्टी करून पहायला हरकत नाही.

– रडणाऱ्या बाळाला आईने आपल्याजवळ घ्यावे. आईचा श्वास व हृदयाची धडधड यांचा त्याला सहवास मिळाला की त्याला सुरक्षिततेची जाणीव होते.

– हातात घेऊन त्याला हालवावे, झोके द्यावे, डोल डोल करावे.

– काही कारणाने तणाव वाटत असेल तर बाळ त्या ताणाने जास्त रडते. आईला बाळाच्या रडण्याने किंवा इतर काही कारणाने तणाव वाटत असेल तर बाळ त्या ताणाने जास्त रडते. अशा वेळी बाळाला दुसऱ्यांकडे द्या. बाळ शांत होते. आजी-आजोबांकडे बाळाला द्यायला हरकत नाही.

– लंगोट भिजला असेल तर तो बदला.

– त्याला वेगळ्या प्रकारे घेऊन पहा. हलवा, झोपाळ्यावर घ्या, पाठीवर थोपटा, पाळण्यात ठेऊन झोके द्या.

– बाळाला योग्य प्रकारे कपड्यात गुंडाळून ठेवा. कदाचित आधीचे गुंडाळणे त्रासदायक वाटत असेल.

– हवेच्या तापमानाप्रमाणे योग्य तपमानात ठेवा. फार गरम होत असेल तर कपडे काढून टाका. एसी लावा. थंडी असेल तर गरम कपड्यात गुंडाळा, हीटर लावा.

– तेलाने मालीश करा.

– बाळाला झोप येण्यासाठी अंगाईगीत म्हणा. गाणे ऐकवा. बाळाला घेऊन गाण्याच्या तालावर नाच करा.

– बाळाला गाडीतून फिरवा किंवा कडेवर घेऊन एक फेरी मारून आणा.

– बाळ रडते म्हणून स्वत:ला दोष देऊ नका.

बाळाची झोप, बिछाना आणि रात्रीचे स्तनपान

आई व बाळ जवळजवळ झोपणे केव्हाही चांगले. बाळाच्या व आईच्या अंथरुणात योग्य अंतर असावे. चूकून रात्री या कुशीवरून त्या कुशीवर वळताना आईचे शरीर बाळाला लागता कामा नये. बाळ आईजवळ झोपल्याने रात्री भूक लागली की आईला लगेच समजते आणि ती त्याला लगेच दूध देऊ शकते. पतिने किंवा मदतनीस बाईने बाळाच्या दुसऱ्या बाजूला योग्य अंतर ठेऊन झोपावे. सुरुवातीला बाळाला भूक लागली की त्याला दूध देणे योग्य. पण साधारणत: तीन महिन्यांनंतर बाळ रात्री जास्त उठत नाही. रात्री उशीरा दूध घेऊन बाळ तीन-चार तासांनी उठते. बाळाच्या रात्रीची झोपेची वेळ महिन्यागणिक वाढते. पहिल्या तीन महिन्यांत बाळ सोळा ते अठरा तास झोपते. पण काही उत्तम वाढ होत असलेली बाळे अकरा-बारा तासच झोपतात. तर काही वीस-एकवीस तास झोपतात. थोडक्यात, ही जास्त झोपणारी बाळे फक्त दूध प्यायलाच उठतात. काही बाळे दिवसा जास्त झोपतात तर रात्री जास्त वेळा दूध पितात. रात्री बाळाला कुशीत घेऊन दूध पाजणे आईला जास्त पसंत पडते.

बाळाची शी

पहिल्या महिन्यात बाळ जास्त वेळा शी करते. कधीकधी प्रत्येक वेळी दूध प्याल्यावर बाळ शी करते. पण त्यानंतर हे शी करण्याचे प्रमाण कमी होते. आता बाळ दिवसातून दोन-तीनदाच शी करते. तर काही काही बाळे चार ते आठ दिवसांनी शी करतात. ज्यावेळी शी करते तेव्हा ती पातळ असते. शी घट्ट किंवा त्यात खडे नसतात, हे लक्षात ठेवावे. बाळाची शी पातळ छोट्या

बियांप्रमाणे असते. बाळ काही वेळा शी करताना जोर करते पण शी पातळच असते. आईने कधी पालेभाज्या, कोबी, फळे खाल्ल्यास बाळाला पातळ शी होते.

जर शी खड्यासारखी घट्ट व जोर करून होत असेल तर बाळाला मलावरोध झाला असे समजावे. बाळाला दूध पुरते का ते पहावे. खडी होण्याचे कारण बहुधा अपुरा दूध पुरवठा हेच असते. दूध वाढण्यासाठी योग्य प्रयत्न करावा.

एक बाळ दुसऱ्या बाळासारखं नसतं. प्रत्येकाचं व्यक्तिमत्व वेगळं असतं आणि ते लहानपणापासूनच समजतं. दूध पिण्याची सवय, झोपण्याचे वेळापत्रक, परिस्थितीशी जुळवून घेणे, प्रकाश,आवाज इत्यादी बाह्य गोष्टींनी उत्तेजित होण्याची पद्धत, खोडकरपणा किंवा खिलाडू वृत्ती, प्रत्येक गोष्टीला प्रतिसाद देण्याची वृत्ती याबाबत प्रत्येक बाळ काहीतरी वेगळेपणा दाखविते. थोडक्यात, व्यक्ती तितक्या प्रकृती हे बाळाला तंतोतंत लागू पडते. बाळ कसंही असलं तरी त्याला आहे तसं स्वीकारण हे आपलं काम आहे हे लक्षात ठेवावे.

घड्याळाच्या काट्याप्रमाणे वागणारी बाळे

ही बाळे दर दोन तासांनी दुधासाठी उठतात, ठरावीक वेळी शी करतात. त्यांचं सर्व काही घड्याळाच्या काट्याप्रमाणे चाललेलं असतं. अशा बाळांना सांभाळणं फारच सोपे व आनंददायी असते.

अनियमित किंवा ताळतंत्र नसलेली बाळे

कधीकधी ही बाळे दोन तासांनी दुधासाठी उठतात. थोडे दूध पितात परत झोपतात. परत उठतात. कधी या बाळांना नियमित वेळी खूप भूक लागते. तर कधी दूध प्यायला टंगळ मंगळ करतात. शी करण्याचे ताळतंत्रही नसते. त्यांना सवय लावणे फार कठीण असते. पण असे असूनही त्यांची वाढ व विकास योग्य प्रकारे चालू असतो.

खादाड मुले

ही मुले आधाशासारखी दूध पितात. त्यामुळे त्यांच्या ओठाना पाण्याचे फोड येतात. तरीही त्यांच्या दूध पिण्यामध्ये काही फरक पडत नाही.

दूध पिण्यास नाखूष

काही मुले जन्मानंतर चार पाच दिवस झाले तरी योग्य प्रकारे दूध पित नाहीत. झोपेत असतात. ही मुले दूध पिऊ लागली नाहीत तर डॉक्टरांचा सल्ला घ्यावा.

आरामात दूध पिणारी (वेळ काढू)

ही बाळे थोडा वेळ दूध पितात आणि दूध प्यायचं सोडून देतात. दूध न ओढता स्तनाग्र तोंडात धरून ठेवतात. त्यांच्या मनाप्रमाणे दूध पितात.

झोपाळू बाळे

थोडा वेळ दूध पितात अणि झोपून जातात. दूध पिण्यासाठी त्याना नेहमीच जागे करावं लागतं. जागे केल्यावर परत थोडे दूध पितात आणि परत झोपी जातात.

अतिउत्साही बाळे

या बाळांना बोंड तोंडात घेण्याची घाई असते, पण त्या गडबडीत बोंड तोंडातून निसटते. आईने अशा बाळांना योग्य प्रकारे नीट बोंड तोंडात देऊन सवय लावावी.

स्तन चावणारी

काही बाळाना उपजतच पुढचे एक-दोन दात आलेले असतात. या दातांनी ती बाळे बोंड चावण्याचा प्रयत्न करतात.

दूध बाहेर काढणारी

प्रत्येक वेळी दूध पाजल्यानंतर थोडे दूध बाहेर टाकण्याची या बाळांना सवय असते. जर हे दूध जोरात बाहेर टाकले जात असेल तर डॉक्टरांचा सल्ला घेणे योग्य. जर बाळाची वाढ, झोप, शी, शू सर्व काही योग्य असेल तर या बाळांची काळजी करण्याचे कारण नाही.

एकाच स्तनाचे दूध पिणारी बाळे

काही बाळे एका बाजूच्या स्तनाचे दूध पिणे पसंत करतात. अशा वेळी आईने भूक लागली की बाळ ज्या स्तनाचे दूध घेत नाही त्याचेच दूध आधी द्यावे. हळूहळू बाळ सवय बदलते. दूध न घेतलेल्या स्तनात दूध साठून राहिले

तर ते पंपाने काढावे, म्हणजे आईला त्रास होणार नाही. कधीकधी बाळाच्या आवडत्या स्तनातून त्याचे दूध पिणे झाले की बाळाला न हलवता दुसरा स्तन त्याच्या तोंडात द्यावा. बाळाचे डोके फुटबॉलसारखे पकडावे आणि त्याला दुसऱ्या स्तनाशी न्यावे.

चार ते पाच महिन्यानंतर बाळ हसत, खेळत, मस्ती करत दूध पिते. दूध प्यायचे सोडून मधेच आईशी गप्पा मारते. आईही हसते. अर्थात असे हसत, खेळत स्तनपान बाळाने करण्यासाठी चार महिन्यांचा अविरत सराव करावा लागतो.

बाळाने स्तनाग्र चावू नये म्हणून काय करावे?

– बाळ बोंड चावू लागले हे कळल्यावर बाळाच्या तोंडातून बोंड काढून त्या जागी आपले बोट घाला व त्याचे दूध पिणे थांबवा.

– बोंड बाहेर काढताना चावायचं नाही असं बाळाला म्हणा. हे म्हणताना हसू नका. बाळ ही गोष्ट हसण्यावारी घेऊ शकते.

– बाळाला दात येत असतील तर त्याला चावायला मऊ कपडे द्या.

–बाळ कधी चावणार हे तुम्ही अजमाऊ शकलात तर त्या आधीच बाळाच्या तोंडातून स्तन काढून घ्या.

– चावू लागल्यावर बाळाला नावाने हाक मारून त्याचे लक्ष दुसरीकडे वळवा.

बाळ दूध पाजल्यावर उलटी करत असेल तर त्याला भरपूर दूध द्या, पंधरा ते वीस मिनीटे उभा धरा व हळूवार पाठीवर थोपटा. ढेकर काढा. जास्त दूध पीत असेल तर एकाच स्तनातील दूध द्या.

घरी आल्यावर येणाऱ्या अडचणीची योग्य जाण आईला हवी.

■■

१०

स्तनपानाव्यतिरिक्त आईचा दिनक्रम

बाळाला स्तनपान करण्याची आईची जबाबदारी असते. त्या अनुषंगाने असणाऱ्या गोष्टींची तिला काळजी घ्यावी लागतेच. पण त्या व्यतिरिक्तही इतर गोष्टीही आईला कराव्या लागतात. त्याविषयी विचार करू.

कामासाठी बाळाला घेऊन बाहेर जाणे

बाळाला बाहेर नेताना घरी स्तनपान करून निघावे. बरोबर योग्य कपडे घ्यावे. शक्यतो पुढच्या स्तनपानाच्या वेळेपूर्वी घरी परतावे. किंवा कामाच्या ठिकाणी बाळाला भूक लागल्यास दूध द्यावे.

गाडी चालवताना बाळ भूकेसाठी अगर इतर कोणत्याही कारणामुळे रडले तरी आपले गाडी चालवणे सुरक्षितपणे चालू ठेवावे. बाळ रडतंय म्हणून गाडी चालवण्यावरून लक्ष विचलित करू नये. सुरक्षित गाडी चालविणे महत्त्वाचे. बाळ थोडं रडलं तरी चालेल. योग्य ठिकाणी गाडी थांबवून बाळाकडे लक्ष देणे इष्ट. भुकेसाठी रडत असले तर स्तनपान द्यावे. त्यामुळे बाळ व तुम्ही दोघेही सुरक्षित रहाल.

जर बाळाला घरी ठेवून जायचे असेल तर शक्यतो दूध पाजून निघावे. आणि त्याच्या पुढील भूकेच्या वेळी परत यावे. मात्र उशीर होणार असेल तर आपले पंपाद्वारे काढून ठेवलेले दूध बाळाला पाजावयास सांगावे. बाळाची काळजी घेणाऱ्या व्यक्तिवर ही जबाबदारी सोपवावी. या काळात बाळाला बाटलीची सवय अजिबात करू नये.

सार्वजनिक ठिकाणी स्तनपान

आपल्या देशात सार्वजनिक ठिकाणी उदा. रेल्वे स्टेशन, बस स्थानक येथे स्ननपान देण्यात स्त्रियांना काहीच गैर वाटत नाही. पण सुशिक्षित, उच्चभ्रू समाजातील स्त्रियांना बाळाला अशा ठिकाणी स्तनपान देणे कठीण जाते. त्यांना एखादी खोली किंवा आडोसा लागतो. अर्थात, त्यांना सवय झाली

की त्याही स्तनपान देतात. सध्या अशा सार्वजनिक ठिकाणी स्तनपान देणाऱ्या मातांसाठी वेगळा खास 'हिरकणी कक्ष' बांधण्यात येत आहे. आई बाळाला दूध पाजत असेल तर इतर माणसेही शक्यतो दूर जातात. बाळाला स्तनपान देणे हा प्रत्येक आईचा हक्क असतो. त्यामुळे सर्वांसमक्ष दूध देण्यात कोणतीच भीड बाळगण्याचा गरज नाही. सार्वजनिक ठिकाणी स्तनपान कसे करावे याचा सराव घरी केल्यास आयत्यावेळी गोंधळून जायला होणार नाही. त्याचप्रमाणे स्तनपान करण्यासाठी योग्य असे कपडे वापरावेत.

खरेतर बाळाला कोठेही दूध देणे हा बाळाचा व आईचा हक्क आहे. पण माणसांच्या वाईट नजरांमुळे त्यात अडथळा येतो. येथेही माणसांमध्ये स्तन हा लैंगिक अवयव म्हणून गणला जातो हेच महत्त्वाचे कारण असावे.

स्तनपान करताना बाळाच्या इतर भावंडांची काळजी

ही एक कसरतच असते. आपली आई नवीन बाळाला दूध देते हे पाहून इतर भावंडाना थोडा मत्सर वाटतो. लगेचच्या मोठ्या मुलाला हा मत्सर अधिक असणे स्वाभाविक आहे. अशा वेळी आईने या मोठ्या भावंडाला किंवा भावंडांना विश्वासात घेणे गरजेचे असते. ''तुलाही असेच दूध पाजलंय तू लहान असताना! आता बाळाला पण हवं ना पाजायला?'' असं सांगून समजूत काढावी. तसेच या मोठ्या भावंडांशी स्तनपान करीत असताना गप्पा माराव्यात. आपल्या मोकळ्या हाताने त्यांच्याबरोबर खेळावे. त्यांना खेळण्यात गुंतवावे. बाळाची छोटी छोटी कामे करण्यात त्यांची मदत घ्यावी. उदा. कपडे आणणे, भांडे आणणे वगैरे. तरीही या इतर भावंडांच्या मनात थोडा मत्सर रहातोच. पण काही काळाने तो दूर होतो. मग त्याला हे बाळ आपलं भावंड आहे म्हणजे ते आपलेच आहे याची जाणीव होते.

स्तनपानाव्यतिरिक्त आपले खाजगी जीवन असते याची जाणीव आईने ठेवावी.

■■

११

नोकरी करणाऱ्या माता व स्तनपान

आपल्या देशात सरकारी किंवा निमसरकारी क्षेत्रात नोकरी करणाऱ्या स्त्रियांना सहा महिने भरपगारी रजा मान्य असते, त्यामुळे या सहा महिन्यात नोकरी करणारी आई योग्य प्रकारे स्तनपान करू शकते. त्यानंतर ती नोकरीवर रुजू होते. आणि तिला दुहेरी कसरत करावी लागते. अर्थात, हा विषय घरातील सर्वांचे संपूर्ण सहकार्य असेल तर योग्य प्रकारे हाताळता येतो.

तसेही रजेच्या या सहा महिन्यात आई कामावरच असते. फक्त तिला ऑफिसचं काम नसतं एवढच. स्तनपान करणे हे खरेतर नोकरीपेक्षाही अधिक कष्टप्रद असते. या काळात आईला कायम सतर्क रहावे लागते. प्रसूतीचा शीण असतोच. शिवाय स्वत:च्या आरोग्याची काळजी घेत बाळाला स्तनपान करायचे असते, म्हणजे अनेक आघाड्यांवर तिला एकटीला लढायचे असते. पण बाळ मिळाल्याच्या आनंदात या सर्व आघाड्या आई सहजपणे निभावून नेते. अर्थात, घरातील माणसांचे विशेषत: पतीचे सहकार्य असेल तर हे दिव्य ती सहज पार पाडू शकते.

एकत्र कुटुंबात बरीच माणसे असतात. त्यामुळे आई नोकरीला जायला लागली की सासूसासरे, नणंद किंवा बाळाच्या आईचे आईवडील बाळाची काळजी घेतात. गर्भवती असतानाच नोकरी करणाऱ्या स्त्रीने प्रसूतीनंतर बाळाची काळजी कोण घेणार, त्याला स्तनपान कसे करणार याबाबत विचार करून त्याप्रमाणे योजना आखली पाहिजे. हे करताना पतीचीही तेवढीच जबाबदारी असते. प्रसूतीनंतर घरात बाळाचे फक्त आई-बाबाच असतील तर बाबाने कोणती कामे करायची हे ठरवून घेऊन आपली कामे पार पाडली पाहिजेत. आईला सहा महिन्यांपूर्वीच नोकरीवर हजर रहावे लागले तर स्तनपानाचे काय करायचे याचेही नियोजन करायला हवे.

कामावर जाण्यापूर्वी आईने बाळासाठी काळजीवाहक नेमायला हवा. घरातील जवळचा नातलग ही जबाबदारी घेऊ शकतो. पण तसे नसेल

तर काळजीवाहक नेमणे गरजेचे आहे. त्या काळजीवाहकाला बाळाला सांभाळण्याचा अनुभव आहे का, याची चौकशी करायला हवी. तसे नसेल तर नोकरीवर जाण्यापूर्वी त्याला आईने योग्य मार्गदर्शन करावे, काढून ठेवलेले दूध कसे द्यायचे, त्या दुधाव्यतिरिक्त दूध द्यायचे असेल तर कोणते द्यायचे, कसे द्यायचे याविषयी त्याला योग्य मार्गदर्शन करावे. स्तनपान करण्यासाठी ऑफिसमधून घरी जाण्याची परवानगी असले व घरी जाणे शक्य असेल तर तिने दोन-अडीच तासांनी घरी जाऊन स्तनपान करावे हे योग्य!

काळजीवाहक ठेवणे शक्य नसेल तर या दोन चार महिन्याच्या बाळाला पाळणाघरात ठेवावे लागते. तेथेही बाळाची योग्य काळजी घेतली जाते का, हे आईला पहायला हवे. वरचे दूध कसे व कोणते द्यावे याबाबतही सूचना द्यायला हव्यात. सहा महिन्यानंतर आईला नोकरीवर रुजू व्हायचे असेल तर नोकरीच्या वेळात कोणते खाणे बाळाला द्यायचे ते ठरवायला हवे. आठ-दहा तास बाळ स्तनपानाशिवाय रहात असेल तर त्याला सहा महिन्यानंतर बाहेरचे वरचे अन्न द्यायला हरकत नाही. बाजारात उपलब्ध असणारी (कडधान्ये व तृणधान्ये शिजवून दूधात मिसळून बनविलेली नंतर पाण्यात घालून भरवायची) बालखाद्ये, ज्यावेळी स्तनपान देणे शक्य नसेल त्यावेळी द्यावीत. अर्थात, घरी केलेला डाळ भात, बटाटा, केळे यासारखे पदार्थ द्यायला हरकत नाही. पाळणाघरात बाळाला ठेवायचे असेल तर खाण्याबाबत स्पष्ट सूचना द्याव्यात. आई नसताना बाळाला घरीच कोणी सांभाळणार असेल तर घरातील अन्नपदार्थ द्यावेत. हे पदार्थ चांगले शिजलेले व नरम असावेत. पंपाने काढून ठेवलेले आईचे दूध एक-दोन वेळा देणे बरे. ते शक्य नसेल तर गायीचे किंवा म्हशीचे दूध वाटी चमच्याने द्यावे. दूध देण्यासाठी बाटलीचा वापर कधीही करू नये. आई घरी नसेल तर सहा महिन्यांपेक्षा मोठ्या बाळाला दूध देण्याची गरज नाही. त्याऐवजी अन्न भरवावे.

बाटली वापरण्याचे तोटे

– बाटली विकत आणावी लागते.

– बाटली स्वच्छ करणे कटकटीचे असते. त्यानंतर ती वीस मिनीटे उकळवावी लागते. बूच दोन मिनीटे उकळवावे लागते. त्यामानाने वाटी चमच्याची स्वच्छता राखणे अतिशय सोपे. शिवाय प्रत्येकाच्या घरी वाटी चमचा असतोच.

– बाटली अथवा बूच उघडे राहिले तर त्यावर माशा बसतात व त्यामुळे बाळाला संसर्गजन्य रोग होऊ शकतात.

– बुचाच्या रबराने ॲलर्जी होऊन बाळाला जुलाब होऊ शकतात.

– बाळाच्या पोटात बाटलीने दूध प्याल्यास जास्त हवा जाते.

थोडक्यात, सहा महिन्यांनंतर आई नोकरीवर रुजू झाली म्हणून तिने स्तनपानाकडे दुर्लक्ष करणे योग्य नाही. उलट या काळात ते अधिक जबाबदारीने व विश्वासाने करायला हवे. नोकरीवरून घरी आल्यावर बाळाला दूध मिळेल इकडे लक्ष द्यावे. असे दूध भरपूर असेल तर गायीचे किंवा अन्य दूध देण्याची गरज भासणार नाही. म्हणजे त्या अनुषंगाने होणारे दुष्परिणाम बाळाला सहन करावे लागणार नाहीत. नोकरीवर जाणे हे स्तनपानातून सुटका करून घेण्यास योग्य कारण होणार नाही. नोकरीच्या वेळी वरिष्ठांची परवानगी घेऊन पहिले दोन-तीन महिने बाळाला स्तनपान करण्यासाठी शक्य असल्यास आईने घरी किंवा पाळणाघरात जावे. नोकरीच्या वेळेत दिवसातून एकदा जरी स्तनपान करणे शक्य असेल तरी ते करावे.

नोकरीवर रुजू होण्याच्या दरम्यान संधीकाळात घ्यायची काळजी

– ज्या काळजीवाहकाजवळ किंवा नातलगाजवळ बाळाला ठेवणार आहात त्याची बाळाला ओळख व्हावी या हेतूने स्तनपान झाल्यानंतर त्याच्याजवळ बाळाला ठेवावे. त्याच्याजवळ ठेवण्याचा काळ हळूहळू वाढवावा.

– बाळाला कसे सांभाळायचे याबाबत काळजीवाहकाला समजावून सांगा. काळजीवाहक नातलग असेल तर त्याच्याशी गप्पा मारून त्याचे व आपले विचार यांची देवाणघेवाण करून योग्य त्या निर्णयाप्रत या.

– आई नोकरीवर गेल्यावर बाळाला आईची/वडिलांची गरज भासल्यास त्यांना कसे बोलवायचे हे काळजीवाहकाला नीट समजाऊन सांगा.

– पहिल्या दिवशी नोकरीवर जेवढा वेळ जाणार असाल तेवढा वेळ बाळापासून दूर राहून काही अडचण येते का ते पाहा. थोडक्यात, रंगीत तालीम करा.

– तुम्ही घरी येणार किंवा काळजीवाहकाकडून बाळाला आपल्या ताब्यात घेण्याआधी एक-दोन तास तरी काही भरवू नये अशी सूचना काळजीवाहकाला

द्या. त्यामुळे नोकरीवरून आल्यावर बाळाला ताब्यात घ्याल तेव्हा त्याला भूक लागलेली असेल व ते नीटपणे स्तनपान करील. अर्थात, याचा सराव आईला व बाळाला व्हायला थोडा वेळ लागेल.

बाळ सहा महिन्यांचे व्हायच्या आत नोकरीवर आईला रुजू व्हावे लागत असेल तर नोकरीवर असताना पंपाद्वारे दूध काढून साठविण्याची सोय करावी. हे साठविलेले दुध फ्रीजमध्ये ठेवून दुसऱ्या दिवशी पाजायला उपयोगी पडेल. त्यामुळे इतर दूध पाजायची गरज भासणार नाही. हाताने किंवा पंपाने दूध कसे काढायचे याचे तंत्र आईने शिकून घ्यावे. सुरुवातीला घरी सराव करावा. त्यानंतर ऑफिसमध्ये आई एकट्याने पंपाद्वारे किंवा हाताने दूध काढू शकेल.

कामावर रुजू होण्याचा पहिला दिवस शक्यतो गुरुवार किंवा शुक्रवार असावा. त्यामुळे सुटीत आपण केलेली व्यवस्था योग्य आहे का याचा परामर्ष घ्यायला बरे पडेल. अर्धवेळ काम असेल तर ते स्तनपान करणाऱ्या आईला व बाळाला स्तनपानासाठी योग्य असते. ऑफिस जवळ असेल तर आपली चहाची, खाण्याची वेळ एकत्र करून घरी येऊन बाळाला स्तनपान द्यावे. नोकरी करणारी आई बाळाला स्तनपान करणे योग्य होईल अशी कामाची व्यवस्था करू शकते.

आईने नोकरी करणे हे अपवादात्मक नसून आता ती एक गरज आहे. त्यामुळे बाळाला काळजीवाहकाकडे ठेऊन नोकरीवर जाण्यात मुळीच संकोच करू नये किंवा न्युनगंड मानू नये. नोकरीवर जाण्यापूर्वी बाळाला स्तनपान करून त्याला अच्छा करून नोकरीवर जाणे योग्य. आपल्याला योग्य असेल त्याप्रमाणे बाळाला स्तनपान कसे देता येईल ते ठरवावे. काही कारणाने कचेरीच्या कामासाठी प्रवास करावा लागत असेल तर बाळाला बरोबर घेऊन जावे. अर्थात, काळजीवाहकही बरोबर असावा. नोकरीवर जाणाऱ्या आईने आपल्या स्तनाना दूध साठल्यामुळे सूज येणार नाही याची काळजी घ्यावी. दूध हळूहळू कमी करावे. त्यामुळे दूध सुटण्याची क्रिया मंद होईल व स्तन सुजणार नाहीत. म्हणून ही सवय आईने नोकरीवर जाण्यापूर्वी दोन-तीन आठवडे सुरू करायला हवी. नाहीतर स्तनांना सूज येऊन ते दुखतील. काम करणे शक्य होणार नाही. म्हणूनच स्तनपान कमी करण्याची क्रिया हळूहळू करायला हवी. सुटीच्या दिवशी ती एखादा वेळ जास्त दूध देऊ शकते. त्यामुळे दुधाचा पुरवठा कायम

राहू शकतो.

नोकरी करणाऱ्या आईची बरीच दमछाक होते. तिला आराम करायला वेळ मिळत नाही. त्याचबरोबर जीवनातील इतर गोष्टींना मुकावे लागते. नवरा, कुटुंब यांकडे लक्ष देणे, लग्नासारख्या कार्यक्रमांना जाणे अशा गोष्टी करणे जवळ जवळ दुरापास्त होते. इतकेच काय पण तिला स्वत:ची काळजी योग्य प्रकारे घेता येत नाही. अर्थात या गोष्टी थोड्या काळासाठीच असतात. पुढील आयुष्यात या धावपळीची आठवण झाली की आपलीच आपल्याला गंमत वाटते.

नोकरी करणाऱ्या बायकांनी स्तनपानाचा बाऊ करू नये.

■■

१२

लैंगिक प्रेरणा आणि स्तनपान

आई बाळाला दूध देत असताना तिला कामवासना पूर्ण झाल्याचा अनुभव मिळतो. दूध देण्यासाठी स्तन हाताळावे लागतात. तसेच बाळाचे दूध ओढणे यामुळे आईला लैंगिक सुख मिळते. या काळात स्रवत असलेल्या प्रोलॅक्टिन संप्रेरकामुळे असे होत असावे.

दुसऱ्या बाजूने विचार करताना आई बाळाची काळजी घेणे, त्याला स्तनपान देणे आणि स्वत:ची काळजी घेणे यात व्यस्त असते. स्तनपान देत असल्यामुळे रात्री नीट झोपही तिला मिळत नाही. कधीकधी रात्र रात्र जागावे लागते. त्यामुळे आई पुरती दमून जाते. या सर्व कारणांमुळे स्वत:कडे लक्ष द्यायला वेळ मिळत नाही. आपल्या पतिला सुखावह वाटेल असे आपले रूप ठेवायला तिला जमत नाही. त्यामुळे लैंगिक सुख अनुभवण्याची तिला इच्छा होत नाही. आपल्या नवऱ्याचीही काळजी घेणे तिला कठीण जाते.

स्तनपाना दरम्यान इष्ट्रोजन या संप्रेरकाचे रक्तातील प्रमाण कमी झालेले असते. त्यामुळे लैंगिक प्रेरणाही कमी होते. इतर कारणात याची भर पडते. सर्व गोष्टींचा एकत्रित परिणाम होऊन लैंगिक सुखाची इच्छाच कमी होते.

लैंगिक संबंध कधी?

नऊ महिने गर्भवती राहिल्यानंतर प्रसूती होऊन बाळाला वाढविणे हे मोठे काम आईवर पडते. त्यामानाने या सर्वांचा पुरुषांवर काहीच परिणाम होत नाही. परिणामत: स्त्री प्रसूतीनंतर कामसुखासाठी लवकर तयार होत नाही. किंबहुना ती इच्छुक नसतेच. पण कामसुखाची इच्छा पुरुषाला जास्त असते. त्यामुळे बऱ्याचदा नवऱ्याला नाखुश करायचे नाही, त्याला नकार द्यायचा नाही म्हणून स्त्री प्रसूतीनंतर कामसुख घ्यायला नवऱ्याला परवानगी देते.

मात्र अशा प्रकारे लगेचच कामसुख घेऊ नका असाच सल्ला डॉक्टर स्त्रियांना देतात. म्हणून प्रसूतीनंतर दोन महिन्यांनी डॉक्टरांकडून तपासणी करून

घेऊन त्यांच्या सल्ल्यानेच कामसुखाविषयी निर्णय घ्यावा. जरी डॉक्टरांनी परवानगी दिली तरी पतीने आपल्या पत्नीची परिस्थिती समजून घेऊन सूज्ञपणे निर्णय घेणे योग्य. कामसुख वेदनामय होणार असेल तर पतीला तसे स्पष्टपणे सांगावे. पत्नीशी जवळीक करून इतर क्रियांद्वारे सुरुवतीच्या काळात प्रेम करणे योग्य. तसेही कदाचित कामसुख घेताना पत्नीवर परत गर्भवती होण्याची वेळ येऊ शकते. म्हणजे लगेचच पत्नीचे गरोदरपण दोघांनाही परवडणारे आहे का याचा दोघांनीही करावा. स्तनपान चालू असेपर्यंत मासिक पाळी येत नाही. तरीही काही वेळा गर्भ तयार होतो. म्हणजे त्यादृष्टीनेही प्रसूतीनंतर दिड ते दोन महिने कामसुख न घेणेच योग्य असेच म्हणावे लागेल. तरीही कामसुखाची तीव्र इच्छा झाल्यास गर्भधारणा टाळण्यासाठी गर्भनिरोधकाचा उपयोग करावा. असे न केल्यास अवेळी गर्भधारणा होते आणि अडचणीत भर पडते. प्रसूतीनंतर लगेचच गर्भधारणा झाल्यास या बाळाला दूध योग्य प्रमाणात मिळत नाही. आईही त्याच्यापासून लवकर दुरावते. सारांश पत्नीची शारीरिक व मानसिक परिस्थिती पाहून तिला त्रास होणार नाही याची खबरदारी घ्यावी.

थोडक्यात, स्तनपानाच्या काळात कामसुखावर प्रतिबंध ठेवणे योग्य. बाळावर कोणत्याही प्रकारे अन्याय होणार नाही यासाठी ठरावीक मर्यादा दोघांनीही घालून घेणे योग्य ठरेल.

स्तनपान लैंगिक क्षमतेच्या आड येत नाही.

■■

१३
बाबांसाठी कानमंत्र

गर्भ वाढविणे, प्रसूतीवेदना सहन करणे आणि स्तनपान करणे या मोठ्या जबाबदाऱ्या आई पेलत असते, नव्हे त्या तिला पेलाव्याच लागतात. त्याचवेळी बाळ हे दोघांचे असते. एवढ्या मोठ्या जबाबदाऱ्या आईने पार पाडल्यावर वडिलानीही याबाबत काही जबाबदारी स्वीकारायला हवी याची जाणीव खरेतर बाबांना सहज व्हायला हवी. त्यादृष्टीने त्याची वागणूक हवी याची जाणीव करून देण्यासाठीच हे प्रकरण!

अलीकडचे बाबा लोक या त्यांच्या जबाबदारीविषयी अधिक जागरूक आहेत यात शंकाच नाही. पुरुषालाही आपण बाबा व्हावे अशी इच्छा असतेच. आपल्याला बाळ झाल्याचा आनंद त्यालाही झालेला असतो. तर आपल्यावर बाळाची जबाबदारी येणार म्हणून तो काळजीतही असतो. एकाच वेळी परस्परविरुद्ध भावना तो अनुभवत असतो.

बाळाला स्तनपान केल्याने बाबाला होणारे फायदे

– गायी, म्हशीचे दूध किंवा दूध पावडर आणण्यासाठी धावाधाव करण्याची गरज नसते.

– त्यामुळे पैशाची बचत होते.

– वरचे दूध पाजण्यासाठी लागणारे सामान वाटी,चमचा किंवा बाटली लागत नाही. तसेच त्यांची निगाही राखावी लागत नाही.

– पत्नी बाळाला स्तनपान देते त्यामुळे तिच्या नवीन पैलूची ओळख होते.

हे सर्व जरी खरे असले तरी आता आपली पत्नी ही केवळ आपली एकट्याची न रहाता ती आता बाळाची आई झाली आहे याचे वैषम्य बाबाला वाटणे साहजिकच आहे. इतके दिवस प्रत्येक कामात वाटेकरी असणारी आपली पत्नी आता आपल्याला काही दिवस तरी गमवावी लागणार आहे. अर्थात,

आपले बाळ मिळविण्यासाठी एवढासा स्वार्थत्याग करायला सुरुवातीच्या वैषम्यतेनंतर बाबाची तयारी होते किंबहुना तशी तयारी त्याला करावीच लागते.

त्यामुळे आता आई व बाबानी आपापली जबाबदारी ओळखून त्याप्रमाणे कामे एकमेकात वाटून घेणे गरजेचे असते. म्हणजेच आता बाबाला जास्त जबाबदारीने वागण्याची सवय लावायला हवी. त्यातच आता पत्नीशी पूर्वीप्रमाणे सहज वागता येत नाही. ती आता बाळाची आईही आहे याची जाणीव बाबाला होत रहाते. त्याचबरोबर गर्भारपण, प्रसूतीवेदना, स्तनपान यामुळे पत्नीची झालेली परवड बाबाने पाहिलेली असते. त्यामुळे तिला मानसिक आधार देण्याचे कामही बाबावर असते. म्हणूनच आता पूर्वीसारखे कामसुखही जेव्हा पाहिजे तेव्हा व पाहिजे तसे मिळणार नाही याचीही जाणीव बाबाला ठेवायला हवी. आता बाळाचा खर्चही वाढणार, त्यामुळे आर्थिक ताणही पडणार असतो. याचीही काळजी बाबाला वाटणे साहजिक आहे.

पण या सर्व नव्या जबाबदाऱ्या पेलण्यात आणि पार पाडण्यातही एक प्रकारचा आनंद शोधायची सवय बाबाला हळूहळू होत असते. कारण हा एक वेगळाच अनुभव असतो. ''मै तो बाप बन गया!''

पित्याची भूमिका

बाबा हा नवप्रसुत आईचा आधार असतो. त्याने आपल्या पत्नीला सर्व बाबींमध्ये साह्य केले पाहिजे. पत्नीची मानसिक अवस्था योग्य राहिली तर दूध सुटण्याची प्रतिक्षिप्त क्रिया योग्य प्रकारे काम करते. ही आईची मानसिक अवस्था आनंदी व स्थिर रहाण्यासाठी बाबाची सहमती आवश्यक असते. स्तनपानाचे महत्त्व बाबाने समजून घेऊन आपले मत आईला सांगावे. आई गर्भवती असताना याविषयी आई-बाबांचा सुसंवाद व्हावा. आपला पती स्तनपान करण्यास अनुकूल असल्यामुळे आईचे संतुलन बिघडत नाही. बाबाने नेहमीच आईला उत्तेजन दिल्यास स्तनपान योग्य प्रकारे चालू रहाते.

बाबा हा सर्वच बाबतीत आईचा खंबीर आधार असतो. नातलग, मित्रमैत्रिणी यापेक्षा पतीचा आधार पत्नीसाठी महत्त्वाचा असतो. आपण नेहमीच पत्नीसोबत आहोत हे पत्नीला वाटावे म्हणून बाबाने काय करावे?

– पत्नीने घेतलेले सर्व निर्णय आपणास मान्य आहेत हे तिला सांगावे.

– आपण सर्व निर्णयांमध्ये पत्नीसोबत आहोत हे सर्वांना कळायला हवे.

– पत्नीच्या व बाळाच्या डॉक्टरांना पत्नीला सर्वतोपरी सहकार्य करू असा विश्वास बाबाने द्यावा.

– प्रसूतीनंतर पत्नीला मदतीचा हात व आधार देण्यासाठी बाबाने पंधरा दिवस रजा घ्यावी. काही ऑफिसांमध्ये अशा प्रकारची हक्काची रजा पुरुषांना मिळते. त्याला बाबाची बाळंतपणासाठी रजा म्हणतात.

– आई व बाळ घरी आल्यावर फोन घेणे, कोणी आल्यास दार उघडणे तसेच पाहुण्यांची उठबस इत्यादी बाबाने करावे.

– पत्नी योग्य आहार घेते का ते पहावे.

– पत्नीच्या मनातील स्तनपानाविषयीचे गैरसमज काढून टाकावेत. व ते बाळासाठी किती महत्त्वाचे आहे ते समजून सांगावे.

– आपली पत्नी आता काही दिवस बाळाला स्तनपान करणे, स्वतःची काळजी घेणे, घरकाम यामध्ये व्यस्त असणार याचे बाबाने भान ठेवावे. या सर्व आघाड्यांवर काम करत असताना तिची चिडचिड होणे स्वाभाविक आहे. हे त्याने समजून घ्यावे. बाबानेही तिला सर्व आघाड्यांवर तोंड देण्यास मदत करावी. काही वेळ प्रेमालाप करून पत्नीचा विश्वास संपादन करावा.

– पहिले काही आठवडे पत्नीला छोट्या छोट्या कामात मदत केल्यास पत्नीचे मानसिक संतुलन नीट रहाण्यास मदत होते.

सर्व आघाड्यांची तोंड मिळवणी बाबाने कशी करावी?

स्तनपान करणाऱ्या आपल्या पत्नीला आधार देणे, आपल्या गरजा सांभाळणे, बाळापेक्षा मोठी मुले असतील तर त्यांची काळजी घेणे या सर्व आघाड्या सांभाळण्यासाठी बाबाने काम करावे.

– पत्नीच्या प्रसूतीमुळे तसेच स्तनपान करण्यामुळे स्वतःला अडचणींना तोंड द्यावे लागणार आहे याची मनस्वी ठरवावे.

– स्तनपान बाळासाठी उत्तम आहे याचे भान ठेवावे.

– बाळाला आंघोळ घालणे, लंगोट बदलणे, आई इतर कामात व्यग्र असेल तर बाळाला सांभाळणे, रात्री बाळ रडत असेल तर त्याला झोपविणे व

बाळाच्या आईला विश्रांती देणे, तसेच बाळाच्या इतर भावंडांची काळजी घेणे या व अशा लहान सहान गोष्टी कराव्या लागणार याची मानसिक तयारी ठेवावी.

– हे सर्व करताना बाळाशी आपले नाते संबंध बळकट करण्याचे भान ठेवावे.

– पत्नीला बाळाची काळजी घ्यावी लागल्याने तिचे तुमच्याकडे लक्ष कमी होणे सहाजिक आहे. तिच्याकडून कामसुखाची अपेक्षा करू नये. तरीही ती तुमची सहचारिणी आहे, प्रियतमा आहे हे विसरू नये.

– पत्नी आता आपल्या बाळावर प्रेम करणार त्यामुळे तिचे आपल्याकडे पूर्वीएवढे लक्ष रहाणार नाही ही वस्तुस्थिती बाबाने मान्य करायला हवी. तसेच तिचे पूर्वीप्रमाणे प्रेम मिळायला थोडा वेळ जाणार याचेही भान ठेवावे.

– पत्नीचे राहणीमान बदलते, त्याचा बाऊ करू नये.

– पत्नीशी जास्त संवाद केल्याने पत्नी अधिक समाधानी राहून बाळाचे स्तनपान योग्य प्रकारे चालू राहील.

थोडक्यात, बाबाने आता बाह्या सरसावून कामाला लागणे अपेक्षित आहे.

बाळाच्या आईला जास्तीत जास्त आराम कसा मिळेल हे पहावे. आराम मिळाल्यास आई योग्य प्रकारे स्तनपान करू शकते. शक्यतो प्रसूतीनंतर दोन-तीन आठवडे बाबाने रजा घेतल्यास आईला मदत करता येईल. या पंधरा दिवसात होणाऱ्या घटना क्रमावरच स्तनपान चालू राहील की नाही हे अवलंबून असते. या पंधरा दिवसातील भावनिक आधारही महत्त्वाचा असतो.

घरातील सर्व कामांची जबाबदारी बाबाने उचलणे अपेक्षित असते. आता पुरुषांची व स्त्रियांची कामे ठरावीक राहिलेली नाहीत. पुरुष, स्त्री करीत असलेली घरातील सर्व कामे करू शकतात. त्यामुळे पुरुषांना कोणतेही काम करण्यात कमीपणा वाटण्याचे कारण नाही. आपल्याला या बाळापेक्षा मोठे मूल असेल तर त्याला सांभाळण्याची पूर्ण जबाबदारी बाबा घेऊ शकतात. त्यामुळे आईला बराच आराम मिळतो. तसेच त्या मुलाशी बाबाची घट्ट जवळीक होते.

हे सर्व करीत असताना बाबाला ऑफिसमधील जादा काम,प्रवास आणि इतर कामे पुढे ढकलावी लागतात. पण त्यामुळे तो घरात जास्त वेळ देऊ शकेल नाही का?

आपल्याकडे पहिले बाळंतपण माहेरी करण्याचा प्रघात आहे. अर्थात, आता विभक्त कुटुंब पद्धतीत हे प्रमाण कमी झाले आहे. आई माहेरी गेल्यावर बाबाचे काम हलके होत असे. पण आई व बाळ तीन चार महिन्यांनी बाबाच्या घरी आल्यावर बाबाने सर्व कामात आईला मदत करायला हवी. सासरी आल्यावर नवरा हाच तिचा जास्त जवळचा असतो. ती कोणतेही छोटे मोठे काम बाबालाच सांगू शकते याची जाणीव बाबाने ठेवायला हवी.

स्तनपानाच्या काळात बाबाने आईला सर्वतोपरी सहकार्य देणे अपेक्षित आहे. त्यामुळे आईशी व बाळाशी त्याचे भावनिक नाते अधिक घट्ट होते. आई आपले लक्ष पूर्णपणे स्तनपानावर केंद्रित करू शकते. थोडक्यात, या काळात बाबाची भूमिका फार महत्त्वाची असते.

बाबाने आईला मदत केल्यास स्तनपान अधिक सुलभ होते.

■■

१४

स्तनपान निगडित आईचे आजार व अडचणी

यामध्ये बाळाच्या व आईच्या आजार व अडचणींचा वेगवेगळा विचार केला आहे. या प्रकरणात आईला स्तनपानादरम्यान कोणत्या अडचणी येतात याचा विचार करू. आईला काही अडचण आल्यास तिला घरातील नातलग, मैत्रिणी वगैरे सल्ला देतात. काही वेळा हा सल्ला योग्य असतो. पण जर आईला शंका असेल तर तिने आपल्या डॉक्टरांचा सल्ला घेणे योग्य!

जेव्हा आई डॉक्टरांचा सल्ला घेते तेव्हा कधीकधी डॉक्टर स्तनपान बंद करा म्हणून सांगतात. तर कधी मधूनमधून वरचे दूध पाजायला सांगतात. त्यामुळे अर्थातच आई गोंधळून जाऊ शकते. अशा वेळी डॉक्टरांशी चर्चा करायला हवी. डॉक्टरांचे म्हणणे योग्य आहे का ते समजून घ्यायला हवे. डॉक्टरने सांगितलेली कारणे किंवा केलेले शंका निरसन आईला योग्य वाटले किंवा तिला पटले नाही तर तिने दुसऱ्या डॉक्टरांचा सल्ला घेऊन आपल्या शंकांचे निरसन करून घ्यावे. दोन्ही डॉक्टरांची मते एकच असतील किंवा ज्या डॉक्टरांचा सल्ला अधिक योग्य वाटेल तो आईने मानावा व त्यानुसार कार्यवाही करावी.

अशा प्रकारे आपले शंका निरसन करून घेण्यास मुळीच हरकत नाही. पण स्तनपान बंद करा किंवा वरचे दूध चालू करा योग्य कारण आईचे शंका समाधान समजून घेऊन केले पाहिजे. आपल्या बाळाला स्तनपान करावे हे आईला पटल्याने ते करू नका असे कोणी सांगितल्यास त्यावर सहज विश्वास ठेऊ नये. त्याविषयीची स्पष्ट कारण मीमांसा जाणून घेणे निश्चित योग्य. आता आईला स्तनपान करत असताना येणाऱ्या अडचणी अथवा आजारांचा विचार करू.

१) स्तन कडक होणे आणि त्यांना सूज येणे स्तनपान करीत असताना त्यात असलेल्या दुधामुळे तसेच होणाऱ्या जास्तीच्या रक्तपुरवठ्यामुळे व दुधग्रंथींच्या वाढलेल्या आकारामुळे स्तन जड वाटतात. प्रसूती झाल्यानंतर

पहिले चार-पाच दिवस स्तनांचा हा जडपणा व त्यांना आलेली सूज अधिक जाणवते. स्तन कडक, सुजलेले असतात त्यामुळे दुखतात. अशी सूज कमी व्हावी व येऊच नये म्हणून बाळाला वरचेवर स्तनाशी घ्यावे. बाळाने दूध ओढल्यावर स्तनाची सूज कमी होते. जर स्तनाला सूज आली असेल तर बाळ भूकेसाठी रडेपर्यंत वाट न पहाता आधीच दूध द्यावे. असे सूत्र प्रसूतीनंतर अवलंबल्यास सूज येत नाही किंवा आलेली सूज कमी होते.

सूज कमी करण्यासाठी करावयाच्या गोष्टी

– बाळाला दिवसातून दहा ते बारा वेळा दूध देणे.

– बाळ जर सुजलेल्या स्तनातून दूध ओढू शकत नसेल तर पंपाने किंवा हाताने थोडे दूध काढून मग बाळाला स्तनाशी घ्यावे.

– जर असे करून सूज कमी झाली नाही आणि खूपच वाढली असेल तर स्तनांना मालीश करा. हाताच्या बोटांनी स्तन पकडून हळूवार चोळावे. दूध द्यायला सुरुवात करण्यापूर्वी दहा पंधरा मिनीटे स्तन गरम पाण्याने शेकवावे, त्यामुळे दूध सुटण्याची प्रतिक्षिप्त क्रिया सुरू होते व दूध सुटण्यास मदत होते. तसेच स्तनपान देत नसाल तेव्हा स्तन बर्फाने शेकवावे. त्यामुळे सूज कमी होऊन दुखणे कमी होते.

– स्तनाना आधार देण्यासाठी थोड्या घट्ट ब्रेसिअर्स घालाव्यात. पण त्यांचा त्रास होऊन स्तन अधिक दुखतील अशा त्या नसाव्यात.

– कोबीच्या धुतलेल्या पानाला मध्ये छिद्र पाडून बोंड त्या छिद्रातून बाहेर काढून स्तनावर ते पान घट्ट बसवावे. त्यामुळे सूज कमी होते व दुखायचेही कमी होते. हे पान कसे काम करते माहीत नाही.

– जर बाळाला दूध पाजणे शक्य नसेल तर पंपाने किंवा हाताने दूध काढावे.

– दुखणे कमी करणारी औषधे घ्यावीत. उदा. पॅरासिटॅमॉल.

– एकाच स्तनाला सूज असेल तर डॉक्टरांचा सल्ला लगेच घ्यावा.

२) दुखरी स्तनाग्रे किंवा स्तनाग्रांना भेगा पडणे

स्तनपानाची सुरुवात करताना पहिले तीन-चार दिवस स्तनाग्रे दुखातात. पण स्तनपान चालू ठेवल्यास हे दुःख आपोआप कमी होते. पण जास्तच

दुखत असतील, झोंबत असतील तर त्याचे कारण शोधून इलाज करायला हवा. बऱ्याचदा बाळ योग्य प्रकारे स्तनाग्रे तोंडात घेत नाही. त्याच्या हिरड्याने बोंडावर जोर देते, बाळ बोंड चघळते,कधी बाळ खालचा ओठ चोखते त्यामुळे बोंडावर जखमा होतात व बोंडे दुखतात. बाळाला बोंडे चघळायला देऊ नयेत.

प्रकरण ५ मध्ये वर्णन केल्याप्रमाणे बाळाला योग्य प्रकारे बोंड तोंडात घ्यायला लावावे. जास्त दुखत असल्यास बोंडाना शुद्ध लिनोलीन लावावे. बाळ दूध पिताना लिनोलीन पोटात गेले तरी बाळाला काही अपाय होत नाही किंवा दूध बोंडाला लावावे. त्यामुळे बोंड सुकत नाही. बोंडावरील जखमेतून रक्त येत असते. दूध ओढत असताना ते बाळाच्या पोटात गेलेले चालते. पण जास्त रक्त येत असेल तर त्या स्तनातून स्तनपान करू नका.

जर एकाच स्तनाचे बोंड दुखत असेल तर न दुखणाऱ्या स्तनाचे दूध बाळाला द्यावे. दुखऱ्या स्तनातील दूध पंपाने किंवा हाताने काढून बाळाला पाजावे. दोन्ही स्तनांची बोंडे दुखत असतील आणि दूध देणे शक्य नसेल तर दूध काढूनच बाळाला द्यावे. बोंडाचे दुखणे कमी झाले की सावकाश दूध देणे चालू करावे. सुरुवातीला दिवसातून दोन वेळा द्यावे. बोंड जास्त दुखत असतील तर स्तन उघडे ठेवावे.

जास्तच दुखत असल्यास दु:ख कमी करणारी औषधे घ्यावीत. बोंडे बधीर करणारी मलमे (लोकल ॲनास्थेटीक) लावायला हरकत नाही. असे मलम लावल्यास बाळाला दूध देण्याआधी बोंडे स्वच्छ धुवायला हवीत. बोंडे कोरडी करणारे साबण, बेंझिनसारखी रसायने लावू नयेत. जर बुरशीच्या संसर्गामुळे बोंडे दुखत असतील तर बुरशीनाशक औषधे लावावीत.

३) स्तनाग्रांना बुरशी संसर्ग

बाळाला तोंडात जर बुरशी संसर्ग झाला असेल तर त्यापासून स्तनाला संसर्ग होऊ शकतो. जर आईने प्रतिजैविके (ॲन्टीबायोटीक्स) घेतली असतील तर, तिला योनी मार्गावर बुरशी संसर्ग असेल तर किंवा आईला मधुमेह असेल तर स्तनाला बुरशी संसर्ग होऊ शकतो. बुरशी संसर्ग ज्या स्तनावर असेल त्यावर करड्या रंगाचे चट्टे असतात. त्याला खाज येते किंवा दुखते.

दूध पाजल्यानंतर बोंडामध्ये जळजळ होत असेल तर दुग्धवाहिन्यांचा संसर्ग असण्याची शक्यता असते.

याचे उपचार खालीलप्रमाणे करावेत.

- स्तनपान चालू ठेवावे.

- बाळाच्या तोंडात बुरशीसंसर्ग असेल तर नीस्टॅटीन/जन्शन व्हायोलेट/क्लोट्रीमेझोल द्रव बाळासाठी व नीस्टॅटीन/क्लोट्रीमेझोल क्रीम आईसाठी किंवा डॉक्टर देतील ते क्रीम लावा.

- दोन आठवडे उपचार चालू ठेवा.

- बेकिंग सोडा किंवा एक चमचा व्हिनेगर एक कप उकळत्या पाण्यात टाकून थंड झाल्यावर स्तनाग्रे व बाळाचे तोंड धुवा.

- दही, ताक यांचे सेवन करावे.

- बाळाचे तोंड, आईने आपले हात वरचेवर धुवावे म्हणजे बुरशी संसर्ग होणार नाही.

- बरे न वाटल्यास डॉक्टरांचा सल्ला घेणे योग्य.

४) दुग्धनलिका बंद होणे

स्तनपान करत असताना केव्हाही हा आजार होऊ शकतो. स्तनावर लाल रंगाची दुखरी छोटी गाठ हाताला लागते. जर योग्य उपचार वेळेवर केले नाहीत तर पूर्ण स्तनाला सूज येते व गळू होऊ शकते. असे होऊ नये म्हणून घट्ट ब्रा घालू नयेत. त्यांचा दाब दुग्धनलिकांवर पडतो व त्या बंद होतात. त्यातून दूध वहायचे थांबते. ज्या ठिकाणी दुग्ध नलिका बंद झाली असेल त्याच्या आधीच्या भागात दूध साठते व संसर्ग होतो.

उपचार

- जास्तवेळ स्तनपान द्या. त्यामुळे बुजलेली दुग्धनलिका उघडेल.

- स्तनपान देताना वेळोवेळी वेगवेगळ्या स्थितीत द्या, त्यामुळे निरनिराळ्या दुग्धनलिकांवर दाब पडेल व त्या बुजणार नाहीत.

- ज्या स्तनावर गाठ आहे त्यातील उरलेले दूध स्तनपान केल्यानंतर पंपाने किंवा हाताने काढून घ्या.

- बोंडावर जर खपली धरली असेल तर पाण्याने किंवा कापसाने हळूवारपणे काढून टाका.

- ज्या स्तनावर गाठ आहे त्यातील दूध बाळाला आधी द्या. त्यामुळे तो स्तन पूर्णपणे रिक्त होईल.

- जर तीन दिवसात गाठ कमी झाली नाही तर डॉक्टरांचा सल्ला घ्या.

- उपडी झोपू नका, त्यामुळे स्तनावर दाब पडतो.

- जर बाळ त्या स्तनातील दूध पीत नसेल तर बहुधा दुधाची चव बदललेली असणार. स्तन संसर्गाची शक्यता असू शकते.

५) स्तनाला सूज येऊन गळू होणे

साधारणपणे स्तनपान चालू केल्यावर दोन ते सहा आठवड्यानंतर हा आजार होऊ शकतो. बुजलेल्या किंवा बंद झालेल्या दुग्धनलिकेमुळे सर्व स्तनाला जंतुसंसर्ग होऊ शकतो. स्तनाला सूज आल्यास तो दुखू लागतो, हात लावल्यास गरम लागतो, लाल होतो, स्तनात गाठ लागते व ती दाबल्यास दुखते. बोंड दुखते व त्यालाही सूज येते. शरीराला मरगळ येते व तापही येतो. असे काही असल्यास त्वरित डॉक्टरचा सल्ला घ्यावा व उपचार सुरू करणे योग्य. नाहीतर स्तनात गळू होते व शस्त्रक्रिया करून पू काढावा लागतो. शस्त्रक्रिया न केलेल्या स्तनाद्वारे बाळाला दूध द्यावे.

स्तनाला सूज आल्यास स्तनपान करू नका असा सल्ला आईला दिला जातो. असं करण्याची गरज नाही. स्तनपान चालू ठेवल्याने त्रास होत नाही. किंवा सूज वाढत नाही. बाळाला त्या स्तनाचे दूध द्यावे. असे दूध प्याल्याने बाळावर त्या दुधाचा काहीही दुष्परिणाम होत नाही. काही वेळा दुधाची चव खारट, तुरट होते. त्यावेळी बाळ दूध घेत नाही. असे झाल्यास सुजलेल्या स्तनातील दूध पंपाने किंवा हाताने काढून टाकून द्यावे व दुसऱ्या स्तानातील दूध बाळाला द्यावे.

योग्य उपचाराने ही सूज लगेच कमी होते. म्हणून डॉक्टरकडून उपचार घ्यावेत. जर दोन-तीन दिवसात बरे वाटले नाही तर परत डॉक्टरांचा सल्ला घ्यावा.

- डॉक्टर प्रतिजैविके देतात. ती साधारणत: दहा ते पंधरा दिवस योग्य प्रकारे घ्यावीत. या प्रतिजैविकांचा बाळाला त्रास होत नाही. एक-दोन दिवसात तक्रारी कमी झाल्या तरी औषधे चालू ठेवावीत.

– जास्तीत जास्त आराम करावा.

– गरम पाण्याने स्तन शेकवावा. शेकवल्यानंतर लगेच बाळाला दूध द्यावे. बर्फाने शेकवू नये.

– वारंवार स्तनपान चालू ठेवल्याने सूज कमी व्हायला मदत होते. दुखऱ्या स्तनातील दूध आधी द्यावे कारण तो स्तन पूर्ण रिकामा होईल.

– घट्ट ब्रेसिअर्स घालू नयेत किंवा शक्यतोवर वापरूच नयेत.

– आहार योग्य प्रकारे घ्यावा. पाणी भरपूर प्यावे.

– स्तनपान अचानक बंद केल्याने स्तनात गळू होऊ शकते व शस्त्रक्रिया करून त्यातील पू काढावा लागतो.

– हात न धुता स्तन हाताळल्यास, दूध काढण्यासाठी अस्वच्छ पंप वापरल्यास, आराम न केल्यास किंवा दुग्धनलिका वारंवार बुजत असल्यास स्तनाला परत परत सूज येऊ शकते.

– एका स्तनावर शस्त्रक्रिया करावी लागल्यास दुसऱ्या बाजुचे दूध देणे चालू ठेवावे.

६) गॅलोक्टोसील –

दुग्ध नलिका बुजल्याने गाठ येते. या गाठीत दूध असते. ती दुखत नाही. ती गरम किंवा लाल नसते. सोनोग्राफी करून निदान करतात. या गाठीमध्ये सुई घालून त्यातील द्रव शोषून काढतात. हा द्रव दुसर तिसरं काही नसून दूध असतो. या गाठीला उपचारांची गरज नसते. शस्त्रक्रिया करावी लागत नाही. स्तनपान थांबवावे लागत नाही.

७) आईचा गंभीर आजार –

आई गंभीर आजारी पडल्यास तिला बाळाला दूध देणे शक्य होणार नाही. दूध स्त्रवणेही बंद होऊ शकते. अशा वेळी दूध पावडर पासून बनविलेले दूध किंवा पाणी न घालता गोड करून गायीचे दूध बाळाला द्यावे. आई आजारी असेल व तिला रुग्णालयात भरती केले असेल अशा वेळी शक्य असल्यास पंपाने आईने आपले दूध काढून बाळाला द्यावे.

सर्दी, न्युमोनिया, फ्लू, लघवीतील जीवाणू संसर्ग, श्वसनसंस्थेचे संसर्ग

तसेच उलटी, जुलाब या रोगाने त्रस्त असलेल्या आईने बाळाला दूध द्यायला काहीच हरकत नाही. कारण मातेच्या दूधातील प्रतिविषांमुळे बाळाचे या रोगांपासून संरक्षण होते.

आईला इतर काही आजार झाले असल्यास कोणती काळजी घ्यायची त्यासंबंधी.

१) हर्पिज : सीमलेक्स या आजारात आईच्या ओठावर किंवा स्तनावर पुरळ येतो. त्याचे फोडात रूपांतर होते. ओठावर जर पुरळ, फोड असेल तर बाळाचा पापा घेऊ नये. आईने या विषाणुंना मारक असे असायक्लोवीर हे औषध चालू करावे. जर स्तनावर पुरळ असेल तर बाळाला दूध न देता पंपाने काढून टाकावे. फोड बरा झाल्यावर स्तनपान चालू करावे.

२) हेपटायटी बी, सी या आजाराने पीडित असलेल्या मातेने बाळाला स्तनपान द्यावे.

३) एच् आय. व्ही. विषाणू या आजाराने बाधित असलेल्या आईने आपल्या बाळाला स्तनपान देऊ नये. कारण दूधातून या विषाणूंचा संसर्ग बाळाला होतो.

४) स्तनांचा कर्करोग स्तनाचा कर्करोग झालेल्या आईला शस्त्रक्रियेदरम्यान, केमोथेरापीच्या वेळी आपल्या बाळाला स्तनपान करणे शक्य नसते. जर शक्य असेल तर दुसऱ्या स्तनातून ती दूध देऊ शकते. खरेतर स्तनपान करणाऱ्या मातांना स्तनाचा कर्करोग होण्याची शक्यता फार कमी असते.

५) दुभंगलेली स्तनाग्रे स्तनाग्रे दुभंगलेली असतील तरीही स्तनपानाला अडथळा येत नाही.

आईला स्तनपाना दरम्यान होणाऱ्या आजारांची तोडओळख असावी.

■■

१५ बाळाच्या संदर्भात स्तनपानाशी निगडित आजार व अडचणी

स्तनपान करीत असताना बाळाला काही अडचणींचा सामना करावा लागतो त्यासंबधी आता विचार करूया .

१) बाळाला अधिक दुधाची गरज : बाळ योग्य प्रकारे दूध घेत असते, पण अचानक त्याला अधिक दुधाची गरज लागते. साधारणत: तीन आठवडे, सहा आठवडे, तीन महिने आणि सहा महिन्याच्या बाळामध्ये हे दिसून येते. बहुधा बाळाच्या वाढीचा वेग अचानक वाढल्याने त्याला अधिक दुधाची गरज लागते. कधीकधी आई योग्य आराम घेत नाही आणि दूध स्त्रवण्याचे प्रमाण कमी होते. त्यामुळे बाळ अधिक काळ स्तनपान घेत रहाते. हे आईच्या लक्षात आल्यास तिने बाळाला वारंवार दुधाशी घ्यावे. त्यामुळे दूध सुटण्याची प्रतिक्षिप्त क्रिया अधिक जोमाने कार्यरत होते व दुधाचे प्रमाण वाढून बाळाची अधिक दुधाची गरज भागते.

२) बाळाची वाढ योग्य प्रकारे न होणे : बाळाची वाढ सुरुवातीला योग्य प्रकारे होत असते, पण अचानक वाढ होणे बंद होते. बाळ सारखे रडते किंवा कधीकधी जास्त झोपून रहाते. अर्थात बाळ आजारी असेल तर या गोष्टी शक्य असतात. अशा वेळी बालरोगतज्ज्ञाचा सल्ला घ्यावा. बाळ आजारी असेल तर त्याचा उपचार करावा. बाळाला तुम्ही योग्य प्रकारे दुधाशी घेता का? त्याला तो रडला की लगेच दूध द्या. उगाच वेळ काढू नका. बाळ झोपले असेल तर उठवा आणि दुधाशी घ्या. बाळाची भूक पूर्ण होईपर्यंत दूध द्या. मध्येच दूध देणे थांबवू नका. पोट फुगलेले वाटते म्हणून दूध कमी देऊ नका. बाळ काही वेळा एका स्तनाचे दूध पिऊन झोपते. अशा वेळी त्याला उभे घेऊन ढेकर काढा. मग लगेच दुसऱ्या स्तनाशी घ्या. परत एकदा आधीच्या स्तनाशी घ्या. त्यामुळे दूध सुटण्याची प्रतिक्षिप्त क्रिया कार्यरत होऊन दूध अधिक प्रमाणात स्रवेल. जर मधेमधे वरचे दूध देत असाल तर ते बंद करा. स्तनपानच

द्या त्यामुळे दूध सुटण्याचे प्रमाण वाढेल. बाळ योग्य प्रकारे स्तनाग्र तोंडात घेते का ते पहा. जर घेत नसेल तर योग्य प्रकारे घ्यायला लावा. बाळ जास्त हालचाल करत असेल त्यामुळे स्तनाग्र तोंडातून सुटत असेल तर बाळाला कपड्यात घट्ट बांधा.

वरील सर्व उपचार करूनदेखील बाळाचे वजन वाढत नसेल तर बाळाची भूक भागण्यासाठी स्तन्य दिल्यानंतर वरचे दूध पूरक म्हणून डॉक्टरांच्या सल्ल्याने द्यायला हरकत नाही. बाळाने स्तन्य (दूध) ओढून संपले अशी खात्री झाल्यावरच बाळाला गायीचे दूध पाणी न घालता शंभर मिली. दुधात एक चमचा साखर घालून चमच्याने द्यावे. गायीचे दूध मिळणार नसेल तर दूध पावडर वापरावी. तीस मिली पाणी अधिक एक चमचा (डब्यतील) दूधपावडर घालून दूध तयार करावे व चमच्याने द्यावे.

३) बाळ जर स्तनपान योग्य प्रकारे घेत नसेल तर

– बाळ दूध ओढताना आपला खालचा ओठ चोखतोय का पहा. तसे असेल तर आपल्या बोटाने तो ओठ बाहेर काढा.

– स्तनाग्रांची दिशा खाली असेल तर स्तनाचा वरील भाग तुमच्या आंगठ्याने दाबून तो बाळाच्या थेट तोंडात जाईल असे पहा.

– बाळ जर बोंड जबड्यात दाबून ठेवत असेल तर बाळाचा खालचा जबडा तुमच्या बोटाने खाली ओढा व बोंड तोंडाच्या पोकळीत योग्य प्रकारे जात आहे का पहा.

– बाळ त्याची जीभ चोखते का ते पहा. जर तसे असेल तर आपल्या बोटाने बाळाची जीभ हळूवारपणे दाबून बोंड त्याच्या जिभेवर ठेवा.

४) बाळ दूध ओढतच नसेल

बाळ दूध न ओढण्याची कारणे

– बाळ योग्य प्रकारे स्तनबोंड तोंडात घेत नसेल

– बोंडे आत गेलेली असतील

– बाळाची जीभ जबड्याला चिकटलेली असेल तर ते जीभ नीट हलवू शकत नाही.

– काही वेळा बाळाला झालेल्या गंभीर आजारामुळे ते दूध ओढू शकत नाही.

बाळ दूध का ओढत नाही ते नीट पाहून उपचार करावेत.

५) सहा महिन्याहून मोठे मूल स्तनपान करत नाही.

– जर आईच्या दुधाची चव तिच्या अन्नामुळे, औषधांमुळे किंवा लावत असलेल्या क्रीममुळे बदलली असली तर मूल दूध घेत नाही. कारण ओळखून त्याप्रमाणे बदल करावा.

– जेव्हा दात येतात तेव्हा बाळाच्या हिरड्या सुजतात त्यामुळे बाळ दूध घेत नाही.

– बाळ भरपूर भुकेलेले आहे आणि स्तनातून दूध येत नसेल तर बाळ दूध ओढणे थांबवते.

– बाळाला सर्दी, ताप, कानदुखी असेल तर ते दूध ओढत नाही.

– बाळाचे तोंड आलेले असेल तर ते दूध ओढताना दुखते.

– एकाच स्तनातील दुधाची चव बदलल्यामुळे बाळ दूध ओढत नाही. त्या स्तनात गाठ किंवा अन्य काही रोग आहे का पहावा.

– आईला काही कारणाने मानसिक तणाव असेल तर तिच्याकडून दूध देण्यात टाळाटाळ होते, नीट लक्ष लागत नाही. बाळालाही ते कळते व तेही दूध ओढायला टाळाटाळ करते.

६) कमी वजनाचे, अपुऱ्या दिवसांचे बाळ

बाळ कमी वजनाचे व अपुऱ्या दिवसांचे असेल तर ते अशक्त असते. त्याला दूध ओढण्याची शक्ती नसते. त्यामुळे अशा बाळाला आई प्रसूतीनंतर लगेचच स्तनपान करू शकत नाही. पण आईने निराश होऊ नये. या बाळाला सशक्त होईपर्यंत पंपाने किंवा हाताने दूध काढून ते पाजावे. हे काढलेले दूध चमच्याने किंवा तोंडातून घातलेल्या नळीने सिरींजद्वारे पाजतात. बाळ दुधामुळे वाढते, सशक्त होते आणि एके दिवशी दूध ओढू लागते. बाळ अशक्त, कमी वजनाचे असते ही तात्पुरती गोष्ट आहे. काही दिवसात बाळ आईचे दूध ओढू लागते. म्हणूनच आईने निराश व्हावयाचे नसते. अलीकडे अतिशय कमी वजनाच्या मुलांची योग्य काळजी घेतली जाते आणि त्यांची वाढ नंतर चांगली

होते. हे मूल इतर मुलांप्रमाणे सर्वसाधारण होते. अशा मुलांच्या मातांना पहिले काही दिवस अनिश्चितता आणि गैरसोय यांचा सामना करावा लागतो. पण नंतर आनंदाचे, समाधानाचे दिवस येतात.

अशा अशक्त बाळाला कोणतं दूध कसं पाजतात?

बाळाच्या वजनावर या गोष्टी अवलंबून असतात. बाळे तीन प्रकारची असतात. काही कमी दिवसांची आणि वजन ठीक असलेली, दुसऱ्या प्रकारची बाळे कमी दिवसाची, कमी वजनाची तर तिसऱ्या प्रकारची पूर्ण दिवसाची, पण कमी वजनाची असतात. बाळ कोणत्याही प्रकारचे असले तरी त्याला दूध देण्याची पद्धत एकच असते. बाळ जर पावणे दोन ते दोन किलोचे असेल तर ते स्तनपान योग्य प्रकारे करीत असेल तर त्याला स्तनपान दिले जाते. काही वेळा दीड किलो वजनाचे बाळही नीटपणे स्तनपान करू शकते.

अशी दीड ते दोन किलो वजनाची बाळे जर स्तनपान करत असतील तर बरेचदा ती थोडा वेळ दूध ओढून थकतात व झोपी जातात. अशा मुलांना एक ते दीड तासाने उठवून स्तनपान देणे गरजेचे असते. थोडक्यात, आईने त्यासाठी सजग असावे. जी मुले स्तन ओढू शकत नाहीत त्यांना नाकातून अथवा तोंडातून नळी घालून दूध पाजतात. आईचे दूध पंपाने किंवा हाताने काढून ते नर्सकडे दिले जाते. काही वेळा पुरेसे दूध मिळत नाही. अशा वेळी स्तन्य दूध पतपेढीतून आणून, दूध भुगटीपासून केलेले दूध किंवा गायीचे दूध दिले जाते. काही ठिकाणी प्रथिनांचे प्रमाण जास्त असलेले दूध दिले जाते. अर्थात, वरचे दूध कोणते द्यायचे हे त्या त्या डॉक्टरवर किवा बाळाच्या तब्बेतीवर अवलंबून असते. पण आईचे दूध जेवढे मिळते तेवढे दिलेच पाहिजे यात शंका नाही. स्तन्य दूध पतपेढी प्रत्येक ठिकाणी असेलच असे नाही.

ज्या आईला कमी वजनाचे बाळ असते त्या आईचे दूध या कमी वजनाच्या, कमी दिवसांच्या बाळाच्या वाढीसाठी योग्य असते. तसेच ते या बाळाला पचण्यासाठीही योग्य असते. त्यामध्ये प्रथिने, सोडियम व क्लोराईड पूर्ण दिवसाच्या प्रसूत आईच्या दुधापेक्षा अधिक असतात तर लॅक्टोजचे प्रमाण कमी असते.

काही वेळा पंपाने काढलेले दूध साठवून ठेवतात व नंतरचे दूध या बाळांना देतात. या नंतरच्या दूधात तीन-चार पट स्निग्ध पदार्थ जास्त असतात.

त्यामुळे बाळाला अधिक उष्मांक मिळतो. त्याची वाढ लवकर होते.

आपल्या बाळाला आपले दूध देणे हे आईला भावनात्मक दृष्ट्या आनंददायी असते. तिला एक प्रकारचे समाधान मिळते. काही वेळा अधिक लागणारे दूध स्तन्य दुधाच्या पतपेढीमधील दिले जाते. कधीकधी आई एका रुग्णालयात तर बाळ दुसऱ्या रुग्णालयात अतिदक्षता विभागात असते. अशा वेळी आईचे दूध केव्हा आणून द्यायचे त्याविषयी माहिती करून घ्यावी. आईची तब्येत ठीक असेल तर बाळ असेल त्याठिकाणी आईला नेणे उत्तम! दिवसातून काही तास या बाळाला आईच्या त्वचेशी व स्तनाशी थेट स्पर्श करेल अशा प्रकारे कापडाने बांधण्यात येते. यालाच 'कांगारू केअर' असे म्हणतात. अशा प्रकारे बाळाला दिवसातून दोन-चार तास आईच्या स्तनाशी ठेवावे. यामुळे आईचे व बाळाचे नातेसंबंध दृढ होतात. बाळाला आईची ऊब मिळते. तसेच स्तन्य दूध लवकर सुटते आणि प्रमाणही वाढते. आईजवळ असल्याने ती बाळाला पाहू शकते, पाहिजे तेव्हा तिचे दूध काढून बाळाला देऊ शकते. बाळाचे वजन वाढत असेल तर बाळ आईचे दूध ओढते का हेही पहाता येते. काही दिवस रुग्णालयात बाळ व आई एके ठिकाणी ठेऊन बाळाला योग्य प्रकारे दूध दिले जात आहे याचे निरीक्षण केले जाते. सर्व काही योग्य वाटल्यास बाळ व आई यांना घरी पाठविण्यात येते.

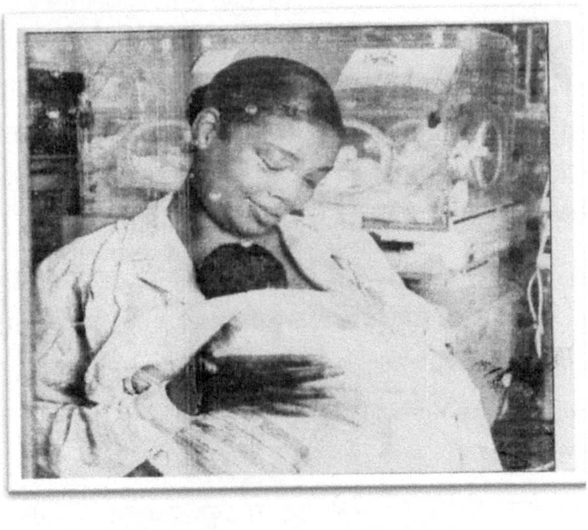

आकृती १२ : कांगारू केअरची

लहान बाळाला स्तन्य दूध देणे

जर बाळाला अतिदक्षता विभागातून बाहेर नेण्याची परवानगी नसेल तर आईला बाळाजवळ नेऊन दूध देण्यास सांगितले जाते किंवा काही ठिकाणी बाळाला दूध देण्यासाठी वेगळी जागा निश्चित केलेली असते. या छोट्या बाळांना नेहमीप्रमाणे दूध दिले जाते. फक्त बाळ छोटे असल्याने सुरुवातीला त्याला हाताळणे हे नाजूक काम असते, त्याची सवय करून घेणे महत्त्वाचे असते.

– बाळ जागे असेल तेव्हा दूध द्या. झोपलेले असल्यास ठरावीक वेळेने जागे करून दूध द्या.

– आपल्या मांडीवर एक–दोन उशा ठेवल्यास बाळाच्या तोंडात स्तन देणे सहज शक्य होते.

– नर्सची मदत घ्या. बाळाचे डोके चेंडूप्रमाणे आपल्या हातात पकडून बाळाचे तोंड स्तनाजवळ न्या. शक्यतो बाळाचे डोके स्थिर राहील अशा प्रकारे बाळाला पकडा.

– बाळाचे नाक स्तनाने दाबत नाही ना याकडे लक्ष द्यावे. तसे होत असेल तर आपल्या बोटांनी स्तन बाळाच्या नाकावरून बाजूला सरकवा.

– बाळाच्या तोंडात सुरुवातीला थोडेसे दूध पिळून त्याला दूध ओढण्यास प्रवृत्त करा.

– बाळाला दूध ओढण्याचा सराव व्हायला सुरुवातीला वेळ लागणार हे लक्षात असू द्या.

– दूध ओढताना बाळ दमते, त्यामुळे झोपू शकते. त्याला पाठीवर हळूवार थोपटून जागे करा.

– बाळाचे पोट भरत नसेल, योग्य प्रमाणात दूध सुटत नसेल तर वरचे दूध चमच्याने किंवा नळीने भरवायला हवे.

कमी वजनाच्या बाळाला घरी स्तनपान देणे

बाळ वाढू लागले, तसेच ते योग्य प्रकारे दूध घेऊ लागले, त्याला इतर वैद्यकीय सेवेची गरज नाही असे कळून आल्यानंतर डॉक्टर बाळाला घरी पाठवतात. घरी दूध पाजताना वरीलप्रमाणे काळजी घ्यावयाची असतेच. पण

आणखी काही गोष्टी लक्षात असू द्या.

– बाळ स्तनातील दूध पूर्णपणे ओढू शकत नसेल किंवा ते दूध ओढूच शकते नसेल तर स्तनातून दूध काढण्यासाठी पंप घरी असावा किंवा हाताने दूध कसे काढायचे हे आईने शिकून घ्यावे.

बाळाला वारंवार दूध द्यायचे लक्षात ठेवावे. शक्यतो अर्धा तास ते दोन तासांनी दूध द्यावेच. छोटी बाळे भूक लागली की रडतातच असे नाही. त्यांना जागे करून दूध द्यावे लागते.

– कोणतीही अडचण आली तरी धीर सोडू नका. स्वत:ची नीट काळजी घ्या. योग्य प्रमाणात आराम करा. तसेच बाळाची वाढ नीट होते आहे का हे वरचेवर पहा.

– क्वचित प्रसंगी कमी वजनाच्या अशक्त बाळांच्या श्वासनलिकेत दूध जाऊन बाळ गुदमरते. अशा वेळी बाळाला एका बाजूवर ठेऊन किंवा हळूवारपणे खाली डोके वर पाय करून पाठीवर हळू थोपटल्यास श्वासनलिकेतील दूध बाहेर येते व बाळ नीट श्वास घेऊ लागते. अर्थात असे फार क्वचित वेळा घडते. पण असे झाल्यास बाळ कसे हाताळावे याचे ज्ञान आईला हवे. असे गुदमरणे चांगल्या वजनाच्या बाळामध्येही होऊ शकते.

७) आई व बाळाची ताटातूट

बाळ कमी वजनाचे किंवा आजारी असेल तर रुग्णालयात ठेवावे लागते. काही कारणाने आई बाळाजवळ राहू शकत नसेल तर बाळाला पंपाने दूध काढून पाजावे. पुन्हा बाळ व आई एकत्र आली की नेहमीप्रमाणे स्तनपान द्यावे. बाळ आजारी पडल्यास शक्यतो आईने बाळाजवळ रहावे. आजारी बाळाला स्तन्य देणे अधिक फायद्याचे असते.

८) जुळी मुले

कधीकधी एकदम दोन मुले जन्माला येतात. क्वचित प्रसंगी तीन मुले किंवा तीनच्यावर मुले एकदम जन्मतात. या एकापेक्षा अधिक मुले एकदम जन्माला आली तर त्यांना स्तनपान करणे ही कसरतच आहे. पण आईने जर ठरविले तर ती दोनही मुलांना स्तनपान करू शकते. कारण आईचे दूध हे मागणीप्रमाणे वाढते. दोन मुलांना पुरेल एवढे दूध सुटू शकते. अशा मुलांना दूध

अनेक प्रकारे देता येते.

एक बाळ झोपलेले असेल तेव्हा दुसऱ्याला दूध द्यावे. दुसऱ्या मुलाला भूक लागली की त्याला दूध द्यावे. त्यावेळी पहिले मूल झोपलेले असते. दोन्ही मुलांना एकाच वेळी दूध द्यावयाचे असल्यास वेगवेगळ्या स्तनांशी घ्यावे, बाळांची मस्तके आपल्या दोन हातात चेंडूप्रमाणे पकडावी. त्यांची शरीरे आपल्या हातावर घेऊन आधारासाठी उशा घेऊन त्यांना स्तनाजवळ न्यावे. अशा प्रकारे दोनही मुले एकाचवेळी दूध पितात. दोन प्रकारामध्ये दोन्ही बाळांना दूध देताना स्तनांची अदलाबदल करायला विसरू नये.

काही वेळा दोन बाळाना पुरेल एवढे दूध नसेल तर एका वेळी एकाच बाळाला दोन्ही स्तनातील दूध द्यावे. त्यावेळी दुसऱ्या बाळाला वरचे दूध द्यावे. म्हणजे दोन्ही बाळांना स्तन्य सारख्या प्रमाणात मिळते.

जर एक बाळ वजनाने फारच लहान असेल तर त्याला कमी वजनाच्या बाळाला दूध पाजतात त्याप्रमाणे दूध द्यावे.

बाळांची योग्य प्रकारे वाढ होत आहे ना हे पाहण्यासाठी वारंवार वजन करायला विसरू नये.

९) आई गर्भवती असताना किंवा नवीन बाळ झाल्यानंतर आधीच्या बाळाला दूध पाजणे अशी परिस्थिती फार कमी वेळा येते. पण येऊ शकते. पहिले बाळ एक वर्षाचे किंवा सव्वा वर्षाचे व्हायच्या आधीच आईला दुसरे बाळ होते. थोडक्यात, तिला गर्भवती असताना आधीच्या बाळाला दूध द्यावे लागते. बरेचदा आई गर्भवती असताना स्तन्य दूधाची चव बदलते आणि बाळ आपणहून दूध पिणे कमी करते तसेच बाळाच्या दूध ओढण्याने गर्भपात होण्याची शक्यता असते. म्हणून आई स्तनपान देणे बंद करते.

कधीकधी आई प्रसूती होईपर्यंत किंवा प्रसूतीनंतरही आधीच्या बाळाला दूध देते. अर्थात, असे दूध देताना नवीन बाळाला आधी दूध द्यावे व त्याचे पोट भरले की नाही ते पाहून नंतर दुसऱ्या बाळाला दूध द्यावे. पहिल्या बाळाला स्तनपानाची तेवढी निकड नसते. मात्र नवीन बाळाला देणे गरजेचे असते.

प्रसूती होण्याच्या आधी दोन-तीन महिने तरी पहिल्या बाळाचे स्तनपान बंद करावे. पण आईला आपण आधीच्या बाळावर त्याचे स्तनपान बंद करून

अन्याय करतोय असे वाटते. म्हणून ती आधीच्या बाळालाही स्तनपान करीत रहाते. पहिल्या बाळाचे स्तनपान करताना नवीन बाळावर अन्याय होत नाही ना हे पाहणे महत्त्वाचे. तसेच काही दिवसातच आधीच्या बाळाचे स्तनपान बंद करणे आवश्यक असते.

१०) स्तनपान करण्यास आईने पुन्हा प्रेरित होणे बरेचदा काही कारणाने बाळाचे स्तनपान मधेच बंद करावे लागते. त्यामुळे बाळाला वरचे दूध द्यावे लागते. पण कधीकधी हे दूध पचत नाही. त्या दुधाची बाळाला ॲलर्जी असते. जुलाब होतात. त्यामुळे आईने आपले दूध परत सुरू करणे हाच उपाय असतो. अशा वेळी जर आईला थोडेही दूध नसेल तर बाळाला वारंवार स्तनाशी घेऊन दूध सुटण्यास प्रेरित करावे लागते. असा प्रयत्न कधीकधी यशस्वी होतो; पण नेहमीच होतो असे नाही. शक्यतो असा प्रयत्न बाळ तीन महिन्यांचे होण्याआधी केल्यास यशस्वी होण्याची शक्यता अधिक असते. अशा प्रकारे दूध परत सुरू होण्यासाठी बाळाला वारंवार स्तनपान देणे महत्त्वाचे असते. त्याचबरोबर मेटोक्लोपमाईड, क्लोरप्रोमाझाईन सारखी औषधे आईने घेतल्यास त्याचा दूध सुरू होण्यासाठी उपयोग होऊ शकतो.

बाळाच्या आजाराची जाण आईला असल्यास ती योग्यवेळी योग्य निर्णय घेऊ शकते.

■■

१६
दुधाची साठवण

आपले दूध बाळाला मिळावे अशी इच्छा असणाऱ्या मातांचे प्रमाण वाढतंय. तशातच काही कारणाने बाळ दूध ओढू शकत नसेल तर स्तन्य पिळून काढून ते साठवून ठेवावे लागते. अपुऱ्या दिवसाची, कमी वजनाची बाळे, आजारी बाळे किंवा नोकरीवर जाणारी आई या तीनही परिस्थितीत दूध पिळून काढून द्यावे लागते. काही वेळा ते लगेच पाजणे शक्य असते तर काही वेळा साठवून ठेवावे लागते.

दूध हाताने पिळून काढणे शक्य असते. पण पंपाने काढणे जास्त सोयिस्कर असते. पंपामुळे स्तनातील सर्वच्या सर्व दूध काढणे शक्य होते. पंप विजेवर चालणारे किंवा हाताने चालविता येण्याजोगे असतात. अर्थात, आपापल्या गरजेनुसार किंवा परवडेल त्याप्रमाणे कोणता पंप वापरावा ते ठरवावे. पंप जरी उपलब्ध असला तरीही हाताने दूध पिळून काढण्याची सवय प्रत्येक आईने आत्मसात करावी असे वाटते. कारण अचानक पंप बिघडला तर या कौशल्याचा उपयोग करून दूध काढता येते.

दूध काढण्यासाठी पंप

१) विजेवर चालणारा पंप : पूर्णपणे स्वयंचलित विजेवरचा पंप बहुतेक रुग्णालयात असतो. या पंपाने दोनही स्तनांतून एकाच वेळी दूध काढता येते. या पंपाने दूध काढणे अतिशय सोपे असते. दूध जलद काढता येते. आईसाठी ते अतिशय सोपे असते. या पंपाने दूध काढताना आई दूरदर्शन पाहू शकते, वाचन करू शकते किंवा किरकोळ कामही करू शकते. त्यामुळे हा पंप सर्वार्थाने सोयीचा असतो. हा पंप विजेवर किंवा बॅटरीवर चालू शकतो. या पंपाचे बरेच नमुने बाजारात उपलब्ध असतात. काही ठिकाणी असे पंप भाड्यानेही मिळतात. बाळ जसे दूध ओढते तसे दूध काढणारे विजेचे पंप असतात. अशा पंपाची किंमत जास्त असते. आपल्याला परवडणारे छोटे, सुलभ, हलविण्यास सोपे असे पंप उपलब्ध असतात. थोडक्यात, आपल्या गरजेप्रमाणे आपण निवड

करावी.

२) हाताने चालविण्याचा पंप : या पंपाचा दट्ट्या हाताने खालीवर करून दूध काढता येते. हा पंप विकत घेताना खालील गोष्टी विचारात घ्याव्यात.

– चालवायला सोयीचा, आरामदायी व स्तनाग्रांना त्रास न होईल असा हवा.

– या पंपाने परिणामकारकरित्या काम झाले पाहिजे. स्तन पूर्णपणे रिकामे झाले पाहिजेत.

– साफ करायला सोयीस्कर हवा.

– सहजपणे कोठेही नेता येईल असा हवा.

– पंपाचा एखादा भाग खराब झाल्यास तो सहज उपलब्ध व्हावा तसेच तो सहज दुरुस्त करण्याजोगा असावा.

विविध प्रकारचे हाताने चालवायचे पंप

१) सिलिंडर असलेले पंप : याचे कार्य सिरिंजप्रमाणे चालते. दट्ट्या पुढे मागे हलवून पोकळी निर्माण करून त्याद्वारे दूध शोषून घेऊन त्याला लावलेल्या बाटलीत दूध जमा होते. हा पंप धुवायला, हाताळायला आणि ने-आण करायला चांगला असतो. तसेच स्वस्तही असतो. दुरुस्त करायला सोपा असतो. सध्या हा पंप वापरात नाही.

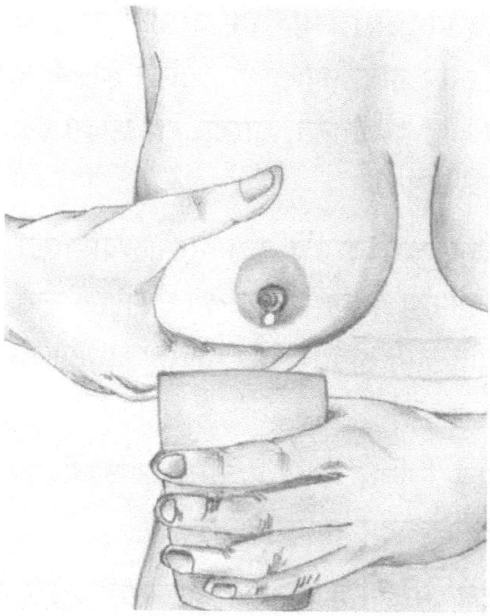

आकृती १३ : हाताने दूध काढणे

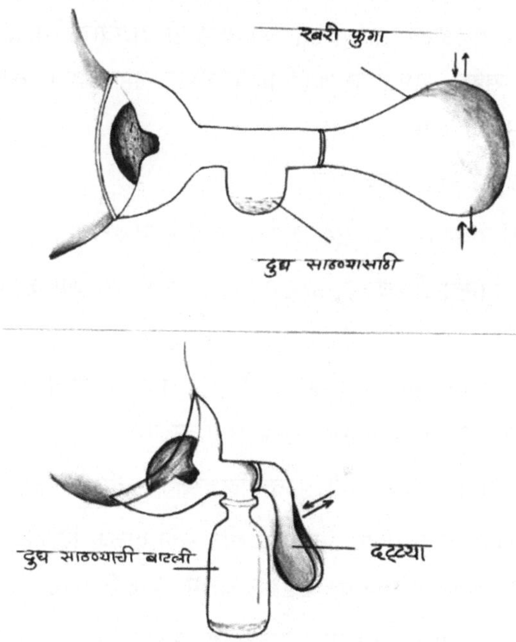

आकृती १४ : पंप रबरी, दट्ट्याचा

२) रबरफुगा असलेला पंप नरसाळे स्तनाला लावतात. रबराच्या फुग्याने पोकळी तयार होते. पंपाला जोडलेल्या छोट्या बाटलीत दूध जमा होते. या पंपाने फारच थोडे दूध साठते. वारंवार दूध काढून घ्यावे लागते. हाताने दाब देणेही त्रासदायक असते.

३) हँडलने चालवायचे पंप नरसाळ्यासारखा भाग स्तनावर ठेवून दट्ट्याने पोकळी निर्माण करून स्तनातील दूध शोषले जाते. शोषलेले दूध पंपाला असलेल्या बरणीत जमा होते. हा पंप वापरायला आणि साफ करायलाही सोपा असतो.

ब्रेस्ट पंपाचे विविध नमुने बाजारात उपलब्ध असताता. हा पंप कसा वापरावा ते प्रात्यक्षिकाद्वारे समजून घ्यावे.

हाताने दूध पिळणे हे कौशल्य आत्मसात करून घेणे फायद्याचे, कारण त्यासाठी कोणतेच उपकरण लागत नाही. असे दूध पिळून काढणे अधिक नैसर्गिक! केव्हाही करता येण्याजोगे व ती करण्यासाठी काहीच खर्च पडत नाही. पण सहजपणे आत्मसात करण्यासाठी सरावाची गरज असते. काही मातांना हे सहज जमते. तर काहींना अजिबात जमत नाही. त्यासाठी खालील सूचनांचे पालन करा.

– प्रथम हात स्वच्छ धुवा.

– स्तनावर मालिश सुरू करण्याआधी स्तन हलवा.

– स्तनाखाली स्वच्छ केलेला कप अशा प्रकारे ठेवा की त्यात दूध सहज पडेल.

– ज्या स्तनातील दूध काढायचे आहे तो स्तन हाताचा आंगठा वरती व दोन बोटे खाली स्तनाग्रापासून ३–४ सेंमी.वर पकडा.

– अंगठा व बोटे यांनी सुरुवातीला स्तन छातीच्या दिशेने दाबा.

– आता हळूवारपणे अंगठा व बोटे स्तनाग्राच्या दिशेने फिरवा. स्तनातून दूध कपात पडेल. दूध कपातच पडेल याची काळजी घ्या.

– ही क्रिया वारंवार करा. स्तनाच्या सर्व बाजूंनी करा.

– सुरुवातीला दूध येणार नाही. पण ही क्रिया करत रहा.

– जोर लावू नका. किंवा स्तन पिळू नका. जोरात केल्यास त्वचेखाली रक्तस्राव होऊन त्वचा काळी निळी पडेल.

– काही वेळा एका स्तनातून दूध काढत असताना दुसऱ्या स्तनातून दूध ओघळू शकते. असे झाल्यास दुसऱ्या स्वच्छ भांड्यात ते दूध घ्या.

दूध काढताना लक्षात ठेवण्याच्या गोष्टी

१) स्वच्छता : दूध काढण्याआधी आपले हात स्वच्छ धुवावेत. तसेच स्तनही साबणाने स्वच्छ धुवून रुमालाने कोरडे करा.

२) सराव : कोणत्याही पद्धतीने दूध काढणार असाल तरी सराव केल्यावरच हळूहळू योग्य प्रकारे करण्याची सवय होईल. सुरुवातीला थोडे दूध आले तरी निराश होऊ नका. तसेच दूध काढायला वेळही जास्त लागेल. हळूहळू वेळ कमी लागतो आणि दहा ते वीस मिनीटात दूध काढून पूर्ण होते. दूध येणे थांबले की पंप थांबवा. जास्त जोरात पंपिंग करू नका. त्यामुळे त्रास होईल.

३) दुधाचे प्रमाण : सकाळी दूध जास्त मिळते. अर्थात, दुधाचे प्रमाण बदलत असते. दोन पंपिंग सत्रातील अंतरावर दुधाचे प्रमाण अवलंबून असते. सुरुवातीला ३० मिली एवढेच दूध मिळते. मग वाढत जाते. अर्थात, पंपाने स्तनाचे दूध सुटण्याचे प्रमाण हे बाळाने प्रत्यक्ष दूध ओढण्यापेक्षा कमीच असते. बाळाचे दूध ओढणे ही नैसर्गिक प्रेरणा असते. म्हणून बाळ दूध ओढू लागले की लवकरच पंपिंग बंद करून बाळाला स्तनाशी घ्यावे व दूध ओढायला प्रवृत्त करावे.

दुधाचे प्रमाण वाढण्यासाठी

– जास्तीत जास्त आराम करा व स्वत:ची योग्य प्रकारे काळजी घ्या.

– दूध काढण्याआधी स्तनांचे मालीश करा.

– एका वेळा दोनही स्तनांचे दूध काढा.

– जास्त वेळा पंपिंग करा. किंवा दूध काढा. त्यामुळे दूध अधिक सुटते.

– आपल्या बाळाची आठवण काढा. बाळाला आपले दूध द्यायचेच आहे हे मनाशी ठरवा. संगीत ऐकून मानसिक संतुलन राखा.

दूध साठवण

दूध साठवण्याचे भांडे दूध प्लॅस्टिक भांड्यात किंवा प्लॅस्टिकच्या पिशवीत साठवावे. काचेचे भांडे नको. काचेचे भांडे पडून सहज फुटू शकते. तसेच दुधातील पांढऱ्या पेशी काचेला चिकटतात व बाळाला मिळत नाहीत. प्लॅस्टिकची १२० मि.ली.ची बाटली किंवा त्याच आकारमानाची प्लॅस्टिकची पिशवी चालते. ती फ्रीजमध्ये ठेवणे सोयिस्कर असते. थोडक्यात, कोणते भांडे वापरावे हे ज्याने त्याने सोयीप्रमाणे ठरवावे.

प्लॅस्टिकचे भांडे ज्याच्यात आपण दूध साठवणार आहोत ते पंधरा ते वीस मिनिटे उकळवावे. पाण्यात पूर्ण बुडेल असे ठेवावे. बरेचदा ब्रेस्ट पंपाबरोबरच ही बाटली मिळते. पंपाबरोबर तीही उकळवली जाते. त्या बाटलीमध्ये ती थंड झाल्यावर दूध साठवावे. ती बाटली बंद करून बाळाला त्यातील दूध वाटी चमच्याने देतात. वाटी चमचाही वीस मिनीटे उकळवलेला असावा.

असे हे थेट प्लॅस्टिक बाटलीत काढलेले दूध बाटली बंद करून फ्रीझरमध्ये ठेवावे. या बाटलीवर ते कधी काढले आहे त्याची तारीख व वेळ लिहीलेली चांगली. जर प्रत्येक वेळी थोडे थोडे दूध मिळत असेल तर आधी फ्रीझरमध्ये ठेवलेल्या बाटलीत हे दूध ओतावे. बाटली परत फ्रीझरमध्ये ठेवावी.

कधीकधी स्तन्याचे (दूधाचे) घन (क्युब) करून साठवतात. क्युब होण्यासाठी ज्या ट्रेमध्ये दूध ठेवतात तो आधी उकळवलेला असतो. नंतर हे क्युब प्लॅस्टिक भांड्यातून नेतात. जर हे दूध आईपासून दूर असलेल्या बाळापर्यंत पोचवायचे असल्यास थर्मास किंवा आईस् बॉक्समधून नेणे चांगले.

गोठवलेले दूध वितळवणे आणि बाळाला पाजणे

काचेचे भांडे गोठवलेले दूध वितळवण्यासाठी रात्रभर फ्रीजबाहेर ठेऊ नका.

वितळविण्यासाठी ती बाटली वातावरणात ठेऊ नका. ते वितळविण्यासाठी पाजण्याच्या आधी अर्धा तास फ्रीझमधून बाहेर काढा. नंतर ती बाटली नळाच्या पाण्याखाली दूध वितळविण्यासाठी ठेवावी. पाण्याचे तपमान हळूहळू वाढवा. जर गरम पाण्याचा नळ नसेल तर पसरट भांड्यात थोडे गरम पाणी घेऊन त्यात दुधाचे भांडे ठेवा. या पाण्याचे तपमान हळूहळू वाढवा. पाणी उकळवू नका.

दूध वितळले की त्याचे तापमान शरीराच्या तपमानाइतके झाल्यावर ते भांडे हलवा म्हणजे दूध एकजीव होईल. नंतर बाळाला दूध चमच्याने पाजा.

– असे वितळवलेले दूध बारा तासाच्या आतच वापरा.

– बाळाने न प्यालेले बाटलीतील दूध टाकून द्या. ते पुन्हा दूध साठविलेल्या बाटलीत ओतू नका.

– एकदा वितळवलेले दूध पुन्हा गोठवू नका. जर वितळवलेले दूध बारा तासात वापरले नाही तर टाकून द्या.

– ताजे दूध मिळाले तर आधी ताजेच आताच काढलेले दूध बाळाला पाजा. गोठविलेले दूध फ्रीजमधेच असू द्या.

दूध किती वेळ साठवू शकता?

– जर बाळाला तीस मिनीटात दूध पाजायचे असेल तर खास काही करण्याची गरज नाही.

– स्वच्छ उकळविलेल्या भांड्यात नीट झाकून ठेवलेले दूध नेहमीच्या वातावरणात पाच ते सहा तास टिकते.

– जर त्याहून अधिक काळ ठेवावयाचे असल्यास फ्रीजमध्ये न गोठवता (४ डीग्री सेटी) दोन दिवस टिकते. असे फ्रीजमधले न गोठवलेले दूध अर्धा तास वातावरणात ठेवून मग बाळाला द्यावे.

– जर दोन दिवसांनंतर दूध वापरावयाचे असल्यास ते आधी अर्धा तास फ्रीजमध्ये ४ डीग्रीसेटीपर्यंत तापमानाला ठेवून मग फ्रीजरमध्ये ठेवावे. असे दूध दोन आठवड्यात वापरावे.

– दोन आठवड्यापेक्षा जास्त दिवस जर दूध ठेवायचे असल्यास वजा १८ डीग्रीसेटी तपमानाला साठवावे. फ्रीझर वारंवार उघडू नये.

आपले दूध साठवून ठेवण्याचे ज्ञान उपयोगी पडते.

■■

१७

स्तनपान कमी करून बाळाला अन्न खाऊ घालणे

भारतामध्ये साधारणत: बाळ सहा महिन्यांचे झाले की त्याला बाहेरचे अन्न म्हणजे वरणभात, केळं, चिकू यांसारखी फळं तसेच उकडलेला बटाटा भरवतात. बाळाला सहा महिन्यापर्यंत आईच्या दुधातून योग्य प्रमाणात उष्मांक, अन्नघटक मिळतात. पण सहा महिन्यांनंतर बाळाच्या वाढीसाठी हे दूध कमी पडते. बाळ वाढते किंवा प्रसूतीनंतरचा काळ लांबत जातो तसे आईचे दूध स्रवण्याचे प्रमाणही कमी होऊ लागते. आणि ही कसर वरील अन्नपदार्थ भरवून भरून काढली जाते. कोणते अन्नघटक खाऊ घालावे हे त्या त्या प्रदेशाच्या चालीरीतींवर अवलंबून असते, पण भारतात डाळ भात, वरणभात सर्वत्र उपलब्ध असतो. म्हणून भरवण्याची सुरुवात वरणभाताने करतात. तसेच सहा महिन्यानंतर बाळाला पाणी पाजण्याची सुरुवात करायला हरकत नाही.

सहा महिन्यानंतर बाळाला हळूहळू वरचे अन्नघटक खाण्याची सवय करून स्तनपानाची सवय कमी करावयाची असते. स्तनपान पूर्णपणे केव्हा थांबवायचे यासंबंधी शेवटी विचार करू. तसेही नोकरी करणाऱ्या स्त्रियांना सहा महिन्यांची रजा स्तनपानासाठीच असते. सहा महिन्यानंतर त्याना नोकरीवर रुजू व्हायचे असते त्यामुळे बाळाला अन्न भरवणे क्रमप्राप्त असते. ही प्रक्रिया सुरू करताना खालील पायऱ्या अनुसराव्यात.

- सुरुवातीला बाळाला अन्न खाण्याची सवय लावावी.
- स्तन्य दूध कमी पडू लागल्यावर अन्नाचे प्रमाण वाढवावे.
- स्तनपानाऐवजी बाळाला मधूनमधून अन्न भरवावे.
- पेल्याने किंवा चमच्याने पाणी पाजावे.
- स्तनपान हळूहळू कमी करावे.

अन्न सुरू करण्यामुळे बाळाचे आता आईवरील अवलंबित्व कमी होत जाणार आणि काही काळाने स्तनपान बंद झाल्यावर बाळ अन्नासाठी आईवर

जराही अवलंबून रहाणार नाही. थोडक्यात, आता तो परपोषित न रहाता स्वयंपोषित होणार आहे. असे असले तरी त्याला अन्न भरवावे लागतेच. तो अजून आपल्या हाताने खाऊ शकत नसल्याने तसा आईवर अवलंबून असतोच.

काही वेळा हे अन्न बाळाला भरवण्याची प्रक्रिया सहजसाध्य होते. पण काही वेळा बाळाला दुधाची एवढी गोडी लागलेली असते की तो ते वरचे अन्न खायची टाळाटाळ करतो. त्यामुळे आईला स्तनपान कमी करणे जीवावर येते. काहीही असले तरी बाळाला कायम स्तन्य दुधावर वाढवणे शक्य नसते. स्तनपान सोडविल्यामुळे आईही स्वतंत्र होणार असते. बाळामध्ये कायमचे गुंतून रहाणे आता कमी होणार त्यामुळे आईला नाही म्हटले तरी थोडेसे सुटल्यासारखे वाटणारच. आता जरी स्तनपान देण्याचे कमी होणार असले तरी बाळाशी तिचा संबंध रहाणारच असतो.

अन्न केव्हा सुरू करावे?

पहिल्या सहा महिन्यात स्तनपान देताना जर आईचे दूध कमी पडले तर गायीचे किंवा दुधाच्या पावडरचे दूध आपण देतोच. साधारणपणे सहा महिन्यांनंतर दुधाचे प्रमाण घट्ट लागते. त्यामुळे सहा महिन्यांनंतर वरचे अन्न भरविण्याचा रिवाज आहे. अर्थात, काही मातांचे दुधाचे प्रमाण सहा महिन्यांनंतरही कमी होत नाही. त्यांनी अन्न द्यायला थोडी उशीरा सुरुवात केली तरी हरकत नाही. पण एक निश्चित सहा महिन्यानंतर हळूहळू वरच्या अन्नाची बाळाला सवय लावायला हवी.

बाळ नऊ महिन्यांचे झाले की त्याला दोन-चार दात आलेले असतात. तसेच त्याची पचनसंस्था आता नवीन अन्नपदार्थ पचवण्याइतपत परिपक्व झालेली असते. त्यामुळे आता त्याला सर्व अन्नपदार्थ द्यायला हरकत नाही. पण हे अन्न चांगले शिजलेले, हाताने मऊ केलेले असावे.

सुरुवातीला बाळाला भूक लागली की वरणभात द्यावा. प्रथम थोडा द्यावा. सुरुवातीला दिवसातून एकदोन वेळा द्यावा. हळूहळू जास्त वेळा व अधिक प्रमाणात भरवावे. मधेमधे स्तनपान द्यावे. बाळाला आवडेल अशी अन्नाची चव असावी. बाळाला गोड आवडत असेल तर गोड चवीचे अन्न द्यावे. मात्र नंतर विविध प्रकारचे अन्न थोड्या थोड्या प्रमाणात भरवावे व त्याचे प्रमाण हळूहळू वाढवावे. शिजलेला बटाटा, केळे यामध्ये साखर घालून

भरवल्यास बाळाला आवडते.

बाळ मोठे होईल तसे एक-दोन वेळा पूर्ण भूक भागेल इतके अन्नपदार्थ भरवावे. त्यावेळी अन्न न खाल्यास दूध देऊ नये. पुढच्या भुकेच्या वेळी पूर्ण दूध द्यावे. अन्नाचे विविधप्रकार बाळाला देत रहावे. बाळ वर्षाचा होईपर्यंत दिवसातून चार वेळा अन्नाचे सर्व प्रकार खाऊन भूक भागेल अशी सवय लावावी. मधूनमधून दूध द्यावे. आता दूध हा पूरक आहार असेल. एक वर्षानंतर शक्यतो रात्री झोपताना व सकाळी झोपून उठल्यावर स्तनपान द्यावे. झोपेत दूध देऊ नये. दिवसभरात बाळाने पोटभर अन्न घेतल्यानंतरच स्तनपान द्यावे.

हळूहळू स्तनपान कमी करून दोन वर्षापर्यंत बाळाला दोनदाच स्तनपान द्यावे. काही माता चार वर्षापर्यंत बाळाला स्तनपान देतात. पण दोन वर्षानंतर दिवसातून जास्तीत जास्त एक वेळ स्तनपान द्यावे.

काही वेळा असे होते की बाळाला भूक लागली की आई अन्न देते पण सुरुवातीला दूधाची चव सोडून अन्य चव बाळाला आवडत नाही. मग ते अन्न खाण्याची टाळाटाळ करते आणि रडते. अशा वेळी त्याचे रडणे थांबविण्यासाठी माता बाळाला दूध देतात. अशा प्रकारे रडल्यावर प्रत्येक वेळी दूध मिळत असेल तर बाळ अन्न खातच नाही. काही वेळी अन्न भरवल्यास बाळ उलट्या करते. मग आई अधिक घाबरते. बाळाला अन्न पचत नाही असा निष्कर्ष काढते. आणि आपल्या दुधाशिवाय काही देत नाही. बाळालाही अन्न पदार्थांची आवड निर्माण न झाल्याने तो हे पदार्थ खात नाही. बाळाच्या वाढीसाठी आता फक्त आईचे दूध पुरेसे नसते. त्यामुळे बाळाची पाहिजे तशी वाढ होत नाही. सारखी किरकिर करते. मग अन्नपदार्थांची बाळाला सवय लावणे कठीण जाते. म्हणून योग्य प्रकारे अन्नपदार्थ भरवून त्याची सवय लावून हळूहळू स्तनपानाची सवय कमी करणे हे महत्त्वाचे असते. स्तनपान हळूहळू कमी करून दोन वर्षांनंतर पूर्ण बंद करावे.

बाळाला भरवल्या जाणाऱ्या अन्नाला चव असावी. एकाच चवीचे अन्न बाळाला आवडत नाही. त्यामुळे वेगवेगळ्या चवीचे अन्न बाळाला भरवावे. मूगडाळ खिचडी, भातामध्ये विविध भाज्या, भाज्यांचे सूप बाळाला आवडते. मांसाहाराची सुरुवात अंड्याच्या पिवळ्या बलकापासून शक्यतो नऊ महिन्यांनंतर

किंवा वर्षभरानंतर करावी. संमिश्र अन्न चांगले शिजवून मऊ करूनच भरवावे.

बाळ मोठे होते, सर्वप्रकारचे अन्न खाते, व त्याचे वरच्या अन्नावर पोट भरत असले तरी मधूनमधून ते आईकडे स्तनपानाची मागणी करते. काही बाळे खेळण्यात एवढी मग्न असतात की त्यांना स्तनपानाची आठवणच रहात नाही. ती आपोआप विसरून जातात. स्तनपानाची सवय हळूहळू कमी केल्यास स्तन सुजणे, त्यामध्ये दूध साठून राहून दुखणे वगैरे तक्रारी आईला सहन कराव्या लागत नाहीत.

जर आई या बाळानंतर गर्भवती राहीली तर दुधाची चव बदलल्याने बाळ स्वत:च दूध घेणे कमी करते. काही बाळे आई सात महिन्यांची गर्भवती असतानाही दूध पितात, पण अशा वेळी बाळाला दूध देणे आईला त्रासदायक होते. त्यामुळे तीच बाळाला स्तनपान देणे हळूहळू बंद करते.

काही वेळा बाळ दोन वर्षांहून मोठे झाले तरी दूध पीत रहाते. बरेचदा बाळ रडते, अन्न खात नाही म्हणून त्याला दूध दिले जाते. काही बाळे फक्त स्तनपानच करतात. जेवत नाहीत, किरकिर करतात. वजन कमी होते. मग अशा वेळी उपचार म्हणून स्तनपान बंद करावे लागते. या बाळाला स्तनपानाचे जणू व्यसनच लागलेले असते. ते स्तनपानाशिवाय राहू शकत नाही. अशा या मोठ्या बाळाचे स्तनपान बंद करणे हे आईपुढे आव्हानच असते. ते करताना खालील मुद्दे लक्षात ठेवावे.

– स्तनपान केव्हा मिळेल याबाबत बाळाशी बोला. बाळाला बोललेले समजत नसेल तर ठरावीक वेळ सोडून बाळ रडले तरी स्तनपान देऊ नका.

– स्तनपान अगदी थोडा वेळच द्या.

– बाळाचे लक्ष दुसऱ्या मनोरंजक गोष्टीकडे, चित्रे दाखवणे, गोष्ट सांगणे अशांकडे खुबीने वळवा.

– बाळ ज्यावेळी स्तनपान करण्याची इच्छा करणार असा अंदाज असेल त्या आधी त्याला आवडणारा खाद्यपदार्थ द्या.

– स्तनपानाच्या वेळी बाळाच्या वयाची मुले घरी बोलवा किंवा तुम्ही बाहेर जा.

– ज्या जागी स्तनपान करता त्याठिकाणी बसू नका.

– बाळाच्या समोर शक्यतो बसू नका. तुम्ही बसल्यावर त्याला स्तनपान करण्याची इच्छा होऊ शकते.

– बाळ स्तनपान करण्याची इच्छा करेल तेव्हा त्याला त्याच्या आवडत्या माणसांकडे उदा. बाबा, आजी यांच्याकडे सोपवा.

–आपल्याला व बाळाला गैरसोयीचे होते म्हणून स्तनपान बंद करायचे आहे हे आधी ठरवा. उदा. जेवला नाही म्हणून दूध देणे.

– बाळाला समजत असेल तर अमक्या दिवसापासून उदा. तिसऱ्या वाढदिवसापासून स्तनपान बंद करायचे म्हणून सांगा.

– बाळाला समजत असेल तर ''तू मोठा झालास आता स्तनपान बंद करायला हवं'' त्याऐवजी ''तुला इतर गोष्टी करायला हव्यात.'' असे समजावून सांगा.

– काही बक्षीस, काही खाण्याच्या पदार्थांचे प्रलोभन दाखवा. एक आठवडा स्तनपान केले नाही की बक्षिस द्यावे. अर्थात, त्यासाठी बाळ तीन वर्षांचा हवा. तरीही त्यांना ही सौदेबाजी समजत नाही; पण स्तनपान सोडायला उपयुक्त होते.

– बाळ आजारी असेल, त्याला दुखापत झाली असेल, स्तनपान सोडलेले असले तरी अशा वेळी द्यायला हरकत नाही.

– स्तनपान सोडण्यासाठी स्तनाग्रांना कडू पदार्थ लावणे, भीती घालणे, आपल्यापासून बाळाला दूर ठेवणे असे अघोरी उपाय करू नका. स्तनपानाची सवय आईनेच बाळाला लावलेली असते, ती तिनेच हळूवारपणे सोडवायची असते.

– बाळ दोन वर्षांचा झाल्यावर दिवसातून एखादे वेळी स्तनपान द्यायला हरकत नाही.

बाळाचे स्तनपान सोडल्यावर आईतील बदल

– आता तुमचे शरीर तुम्ही गर्भवती होण्यापूर्वी जसे होते तसे होऊ लागते. आता तुम्हाला आणखी मूल हवे असल्यास तुम्ही त्याप्रमाणे निर्णय घेऊ शकता. किंवा नवीन बाळ नको असेल तर गर्भनिरोधक साधने वापरू शकता.

– स्तनपान सोडल्यानंतर स्तनातून दोन चार थेंब दूध पाझरू शकते.

विशेषत: स्तनाग्र हाताळल्यास असे होण्याची शक्यता असते.

– स्तन आता मूळच्या आकाराएवढे होतात. पण त्याला काही महिने जावे लागतात. पूर्वीच्या मानाने आता स्तन मऊ होतात. स्तनांचा आकार आईच्या वजनावर अवलंबून असतो. आई बाळंतपणानंतर स्थूल झाली असेल तर अर्थातच स्तनांचा आकारही मोठा असतो.

– बाळ सहा महिन्यांचे झाल्यावर हळूहळू स्तनपान कमी केले तर दूध साठून होणारा त्रास होत नाही. काही वेळा दूध साठले तर ते काढून टाकावे. पूर्ण रिकामे करू नयेत. कारण त्यामुळे अधिक दूध तयार होण्यास प्रेरणा मिळते. जर जास्त दूध साठत असेल व त्रास होत असेल तर स्तनपान कमी करू नका.

– दूध कमी होण्यासाठी स्तन करकचून बांधणे, औषधे घेणे यामुळे अधिक त्रास होतो. म्हणून हे उपाय करू नयेत.

– बाळाचे स्तनपान सोडताना कधीकधी आईला वाईट वाटते पण आपणास बाळाला त्याच्या पायावर उभा करायचा असल्याने कधी ना कधी दूध सोडायलाच हवे.

– आता आपले बाळ आपले दूध पिणार नाही ही कल्पना काही मातांना सहन होत नाही. त्या कष्टी होतात. मात्र असं आईला वाटायची गरज नाही. कारण बाळाला आईची इतर गोष्टींसाठी गरज असतेच.

अचानक स्तनपान सोडायला लागणे

आई आजारी पडल्यास, तिला केमोथेरपी घ्यावी लागल्यास, काही कारणाने बाळाला घरी दुसऱ्याजवळ सोडून प्रवास करायला लागल्यास अचानक स्तनपान बंद करावे लागते. असे अचानक स्तनपान बंद करावे लागणे हे आईच्या व बाळाच्या दृष्टीने त्रासदायक गोष्ट असते.

अशा वेळी दूध कमी होण्यासाठी घट्ट ब्रा घालाव्यात, अर्थात फार घट्ट असू नयेत. तयार झालेले दूध थोडे थोडे काढून टाकावे. स्तन बर्फाने शेकवावेत. वेदनाशामक औषधे घ्यावीत. आईने दूध कधीपासून बंद करावयाचे हे स्पष्टपणे ठरवावे आणि हळूहळू दूध कमी करायचे वरील प्रयत्न करावे.

अचानक दूध कमी करताना आईला दु:ख होणे स्वाभाविक आहे. पण आता दूध सोडणे गरजेचे आहे. आतापर्यंत आपण बाळाला दूध दिले आता

शक्य नाही. भविष्यात बाळाला मदत करायचे मौके येणार आहेत त्यामुळे दुःखी कष्टी होण्याची गरज नाही हे मनाशी ठरवावे.

बाळाला अन्न सुरू करताना जर स्तनपान चालू असेल तर वेगळे दूध देण्याची गरज नाही. स्तनपान पूर्ण बंद झाल्यावर बाळाला कोणतेही दूध दिवसाला २०० मिली कपाने द्यायला हरकत नाही. दूध पाजण्याचा अतिरेक टाळावा.

बाळाला घट्ट अन्न पदार्थ देताना घ्यावयाची काळजी

– बाळाला जास्त भूक लागली असताना नवीन पदार्थ भरवू नका. भूक जास्त नसेल तेव्हा तो नवीन पदार्थांचा नीट आस्वाद घेईल.

– बाळ व आई आरामात असतील तेव्हा नवीन पदार्थ भरवा.

– सुरुवातीला मांडीवर किंवा कुशीवर घेऊन भरवा.

– बाळाच्या अंगावर अन्न खाल्ल्यानंतर पुरळ उठतोय का पहा. म्हणजे त्याला कोणत्या अन्नाची ॲलर्जी आहे ते कळेल.

– नवीन पदार्थ सुरुवातीला एक किंवा अर्धा चमचाच भरवा.

– लांब दांड्याच्या छोट्या चमच्याने अन्न भरवा बाटली नको.

– सुरुवातीला अन्न चमच्याने किंवा स्वच्छ धुतलेल्या हाताने बाळाच्या जिभेवर सोडा. त्याला त्यामुळे सहज गिळता येत.

– भरवलेल्या अन्नपदार्थाचे प्रमाण हळूहळू वाढवा.

– सुरुवातीला एकाच वेळी एक पदार्थच भरवा. उगाच एकामागोमाग एक पदार्थ भरवण्याची घाई करू नका.

– सुरुवात भात नंतर डाळभात भरवणे योग्य. मग केळे, उकडलेला बटाटा चवीप्रमाणे साखर घालून भरवावा. त्यानंतर भातामध्ये भाज्या घालून भरवावा. नऊ महिन्यानंतर अंड्याचा पिवळा बलक भरवायला हरकत नाही. हळूहळू एकएक नवनवीन पदार्थ द्यावा.

– एक वर्षापर्यंत बाळाची तीन वेळची भूक घट्ट अन्नाने भागेल अशी मुलाला सवय लावा.

– बाळाने खाऊन उरलेले अन्न परत बाळाला भरवू नका.

– शक्यतो मायक्रोओवनमधे अन्न गरम करू नका.

– साधारण एक वर्षाच्या दरम्यान बाळाला आपल्या हाताने अन्न खाण्याची सवय लावा. छोटे पोळीचे तुकडे हातात देऊन सराव करा.

– बाळाला भरवण्यात येणारे अन्न चांगले शिजलेले, हाताने कुसकरून मऊ केलले असावे

– नोकरी करणाऱ्या मातांनी आपल्या कामाच्या वेळात बाजारात उपलब्ध पाण्यात घालून भरवायचे अन्न पदार्थ उदा. फॅरेक्स, सेरेलॅक वगैरे द्यायला हरकत नाही.

– एक वर्ष पूर्ण झाल्यावर झोपेत स्तनपान किंवा दूध देऊ नये.

स्तनपान कमी करताना कोणते अन्न भरवावे तसेच स्तनपान कधी बंद करायचे याची माहिती असावी. त्यामुळे त्यासंबंधीचे गैरसमज दूर होतील.

■■

१८

स्तनपान करताना बाळाला द्यावयाची औषधे

बाळ जन्माला आल्यानंतर लगेच 'के' जीवनसत्त्व इंजक्शन किंवा तोंडावाटे दिले जाते. आईने पुरेशा प्रमाणात जीवनसत्वयुक्त आहार घेतला असेल तसेच जीवनसत्व व लोहाच्या गोळ्याा घेतल्या असतील तर दुधातून बाळाला लागणारी सर्व जीवनसत्वे व खनिजे विशेषत: लोह योग्य प्रमाणात मिळतात. त्यामुळे असे जीवनसत्वयुक्त थेंब बाळाला खरेतर द्यायची गरज नसते. पण आपल्या देशातील स्त्रियांचा आहार पहाता तसेच त्यांच्यातील ॲनिमियाचे प्रमाण पहाता जन्मानंतर लगेचच चार-पाच दिवसांनी जीवनसत्त्वांचे थेंब दिले जातात. त्याचबरोबर कॅल्शियम व 'ड' जीवनसत्वही दिले जाते.

साधारणपणे पहिले दोन महिने लोह द्यावे लागत नाही. दोन महिन्यांनंतर लोहाचे थेंब बाळाला देणे योग्य. लोहाचे थेंब दोन वर्ष चालू ठेवावेत कारण बाळाच्या आहारातून किती प्रमाणात लोह मिळेल ते सांगणे कठीण असते. जीवनसत्वाचे थेंब तसेच कॅलिशयम सहा महिने चालू ठेवायला हरकत नाही. कमी वजनाच्या आणि कमी दिवसाच्या बाळांना जीवनसत्वे, खनिजे, लोह, कॅल्शियम वगैरे एक वर्षभर तरी चालू ठेवावे.

याव्यतिरिकत बाळाला अन्य कोणत्याही औषधाची गरज नसते. बरेचदा ग्राइप वॉटर, बाळकडू किंवा जायफळ, वेखंड इत्यादी औषधे बाळाला उगाळून पाजली जातात. या औषधांचे प्रमाण कमीजास्त होण्याची शक्यता असते. तसेच ही औषधे कशासाठी पाजायची याची कारणे जाणून न घेता निव्वळ माझी आई किंवा आजी पाजत होती म्हणून पाजली जातात. या व अशा औषधांची गरजच नसते.

गर्भवती असताना आणि बाळाला आपले दूध देताना आईचा आहार समतोल असेल तर स्तनपान करणाऱ्या बाळाला कोणत्याही औषधाची गरज नाही.

बाळाला नको ती औषधे घालून हैराण करू नये.

■■

१९

स्तनपानाविषयी शंका-कुशंका

१) स्तनपानामुळे माझ्या आकारात, रूपात काही फरक पडणार नाही ना?

आपल्या आकारात, रूपात जे फरक दिसतात ते स्तनपानामुळे नसून गरोदरपणामुळे दिसतात. आपल्या वजनात जर वाढ झाली तर रूपात आकारात बदल होतो. स्तन पूर्वीपेक्षा मऊ होतात. त्यांचा आकार जर तुमचे वजन वाढले नाही तर तेवढाच रहातो. स्तनपान चालू असताना स्तनांचा आकार थोडा वाढलेला असतो. पण स्तनपान बंद केल्यावर तो पूर्वी एवढा होतो. गरोदरपणामुळे आकारात बदल होतो. स्तनपानामुळे नाही.

२) स्तनपानामुळे माझे वजन वाढेल का?

स्तनपानामुळे वजन वाढत नाही. स्तनपान करत असताना पाचशे कॅलरीज जळत असतात. म्हणजे उलट वजन कमी होण्याची शक्यता अधिक. जर योग्य आहार आणि व्यायाम घेतल्यास वजन वाढणार नाही. वारेमाप उच्च उष्मांकांचा आहार घेतल्यास बरेचदा आईचे वजन वाढते. जर स्तनपान केले नाही तर पाचशें कॅलरीज जळणार नाहीत आणि त्याचबरोबर उच्च उष्मांकाचा आहार व आराम चालू असेल तर वजन निश्चित वाढणार!

३) स्तनपान केल्यामुळे चोवीस तास बाळाशी बांधले जातो का?

तुम्ही आई होता म्हणजे तुम्ही बांधिलकी स्वीकारलेली असतेच. त्यामुळे तुमचे स्वातंत्र्य आता अबाधित नाही हे लक्षात ठेवावे. त्यातच प्रसूतीनंतर पहिला एक महिना तुम्हाला योग्य विश्रांती स्तनपान व दिनक्रम मार्गी लावणे यामध्ये जातो. त्यात तुम्ही व्यस्त असता. एकदा स्तनपानाचा दिनक्रम मार्गी लागला की तुम्हाला मोकळेपणा मिळू शकतो. पण सहा महिने स्तनपान करावयाचे असल्याने तुम्ही पूर्ण स्वतंत्र नसता. बाळाने तुम्हाला त्याच्याबरोबर बांधून घेतलेले असते. पण योग्य नियोजन केल्यास तुम्हाला इतर कामांसाठी

वेळ मिळतो.

४) स्तनपान किती काळ चालू ठेवावे?

याविषयी पुस्तकात बरेच लिहीले आहे. पहिले सहा महिने बाळाला फक्त आणि फक्त आईचे दूधच द्यायचे असते. त्यानंतर बाळ वरचे अन्न खाऊ लागला की दूध देणे कमी करावे. एक वर्षानंतर रात्री दूध देणे टाळावे. दीड वर्षाच्या बाळाला रात्री झोपताना व सकाळी उठल्यावर फक्त दोन वेळाच दूध द्यावे. नंतर दोन वर्षापर्यंत तो फक्त रात्री झोपतानाच दूध पिईल अशी सवय लावावी. अशा प्रकारे रात्री झोपताना दूध किती काळ द्यावे हे आईने ठरवावे. चार वर्षपर्यंत असे स्तनपान ती चालू ठेऊ शकते. अर्थात, तुम्ही एक ते दीड वर्षाच्या बाळाला स्तनपान देणे थांबवू शकता ते तुमच्या हातात आहे.

५) स्तनपानामुळे स्तनाला वा बाळाला त्रास होतो का?

योग्य प्रकारे स्तनपान केल्यास स्तनाला वा बाळाला काहीच त्रास होत नाही. पुस्तकात याविषयी सविस्तर माहिती आधी आली आहे.

६) तीन महिन्यानंतर मी नोकरीला जाऊ शकते का?

शक्यतो सहा महिने स्तनपान दिल्यानंतरच नोकरीवर जावे. पण तीन महिन्यानंतर जाणे क्रमप्राप्त असेल तर नोकरीच्या वेळी बाळ सांभाळणाऱ्याला योग्य सूचना देऊन तुम्ही कामावर जाऊ शकता. काही वेळा पंपाने दूध काढून बाळासाठी ठेऊ शकता. कामाचे ठिकाण जवळ असेल तर बाळाच्या भूकेच्या वेळी घरी येऊन स्तनपान करू शकता. अर्थात, हे सर्व पुस्तकात अकराव्या प्रकरणात सविस्तर लिहीले आहे.

७) स्तनपान करायला मला आवडेल पण लाज वाटते!

अर्थात, त्यात लाजण्यासारखे काही नाही. तुम्ही सर्वांसमोर स्तनपान करत नाही. आडोसा पाहूनच करता. बऱ्याच ठिकाणी बाळाला दूध देण्यासाठी वेगळी खोली किंवा जागा असते. तसेच आपले कपडे असे असावेत की स्तनपान करताना लाज वाटणार नाही. स्तनपान हे समाजात प्रतिष्ठाप्राप्त असते. शक्यतो कोणीही त्रास देत नाही. बाळाल आपले दूध देणे ही आनंदाची गोष्ट असते. त्यात लज्जास्पद काहीच नाही.

८) मी बाळाला योग्य प्रकारे दूध देऊ शकेन का? बाळाला पुरेसे

दूध मिळेल की नाही?

प्रत्येक आई बाळाला दूध देऊ शकते. तसेच ते बाळाला पुरेल इतके देऊ शकते. या दृष्टीने प्रसूतीनंतरचे पहिले दोन-तीन आठवडे महत्त्वाचे असतात. त्यावेळी या पुस्तकातील चार, पाच व सहा या प्रकरणात सांगितल्याप्रमाणे काळजी घेतल्यास काही अडचण येणार नाही.

९) माझ्या आईला माझ्यावेळेला पुरेसे दूध नव्हते. तसे माझ्या बाळासंदर्भात होणार नाही ना?

काही चुका झाल्यामुळे तुमच्या आईला पुरेसे दूध सुटले नसेल. पण त्याचा अर्थ तुमच्याबाबतीतही असेच होईल असे नाही. पहिल्या दोन-तीन आठवड्यांमधे योग्य काळजी घेतल्यास सर्व व्यवस्थित मार्गी लागेल.

१०) माझ्या बाळाला पुरेसे दूध मिळते हे कसे ओळखायचे?

तुमचे बाळ चौवीस तासात आठ-दहा वेळा शू करत असेल, दूध प्याल्यावर शांत झोपत असेल, दिवसातून एकदा किंवा जेव्हा शी होईल तेव्हा पातळ शी होत असेल तर आणि सर्वात महत्त्वाचे म्हणजे त्याचे वजन वाढत असेल तर बाळाला पुरेसे दूध मिळते असे समजावे. अधिक माहीती पुस्तकात आली आहेच.

११) माझे स्तन फारच छोटे आहेत मी स्तनपान करू शकेन का?

अस काहीच नसतं. छोटे स्तन असणारी माता बाळाला पुरेल इतके दूध तयार करू शकते.

१२) मानसिक तणाव किंवा अन्य बाह्य तणावजन्य परिस्थितीत स्तनपान शक्य असते का?

कोणत्याही तणावजन्य परिस्थितीत स्तनपान देणे सहज शक्य असते. खरेतर स्तनपान केल्यामुळे मातेला मानसिक शांती व समाधान मिळते.

१३) मी स्तनपान करू नये असे माझ्या नवऱ्याला वाटते. मी काय करावे?

स्तनपान बाळाच्या दृष्टीने किती महत्त्वाचे आहे ते नवऱ्याला पटवून द्यावे. तसेच स्तनपानाचा लैंगिक जीवनावर काही फरक पडत नाही याबाबतही त्याला धीर द्यावा. तुम्ही याविषयी नवऱ्याला नि:शंक करायला हवं.

१४) काही नातेवाईक स्तनपानाला विरोध करतात.

खरेतर भारतात ही समस्या नाही. सर्वजण स्तनपान समर्थकच आहेत. पण थोडा बहुत विरोध असेल तर त्यांना पटवून देणे ही आईचीच जबाबदारी आहे. तसेही तुमच्या बाळाला कोणतं दूध द्यायचं हे तुम्हीच ठरवायचं आहे.

१५) माझे मोठे मूल बाळाला स्तनपान देताना कस वागेल?

तुम्ही गरोदर असल्यापासून जर मोठ्या मुलाला नवीन बाळाच्या आगमनाविषयी सांगितलत व त्याला स्तनपान करण्याविषयी समजावलत तर मोठे बाळ काहीच त्रास देत नाही. तसेच मोठे बाळ या बाळाचा हेवाही करणार नाही.

१६) मला एकट्याला ही स्तनपानाची जबाबदारी पेलता येईल का?

खरेतर असं काहीच नसतं. ही एकट्यानेच पेलण्याची जबाबदारी असते. स्तनपान करताना एक प्रकारचे समाधान मिळते. त्यामुळे त्या आनंदापोटी सर्व सहज होऊन जाते. काळजीचे कारण नाही.

१७) स्तनपान करताना मी दूध पिणे गरजेचे आहे का?

तुम्हाला दूध आवडत नसेल तर पिऊ नका. दुधातून प्रथिने, कॅल्शियम व इतर खनिजे मिळतात. ती मिळविण्यासाठी तुमचा आहार सकस ठेवा. कॅल्शियम व लोहाच्या गोळ्या घ्या. प्रथिनयुक्त आहार घ्या. असे केल्यास दूध पिण्याचे काहीच कारण नाही.

१८) मी खास आहार घेण्याची गरज आहे का?

स्तनपान करताना घ्यावयाच्या आहाराबाबत प्रकरण पाच वाचा.

१९) मी धूम्रपान किंवा दारू पिऊ शकते का?

तुम्ही शक्यतो धूम्रपान व दारू पिणे या दोनही गोष्टी स्तनपान करताना टाळल्या पाहिजेत. पण दिवसाकाठा एक-दोनदा धूम्रपान व एक ग्लास बिअर किंवा वाईन घेऊ शकता. त्यामुळे विपरीत परिणाम होणार नाही. पण या गोष्टींचे सेवन प्रमाणाबाहेर केल्यास आईच्या दूधाचे प्रमाण कमी होते. तसेच या पदार्थांचे आईच्या दुधातील प्रमाण वाढते. त्यामुळे बाळ जास्त वेळ झोपते आणि बाळाची योग्य प्रकारे काळजी घेतली जात नाही.

२०) सिझेरिअन पद्धतीने माझी प्रसूती झाली असेल तर मी स्तनपान करू शकते का?

निश्चित करू शकाल. सामान्य प्रसूतीनंतर अर्ध्या तासात स्तनपान करण्यास सांगितले जाते. जर सिझेरिअनच्या वेळी पूर्णभूल दिलेली नसेल आणि आईला फार अडचणीचे नसेल तर एका तासात बाळाला स्तनपान द्यावे. पूर्ण भूल दिलेली असेल तर आई जागी झाल्यावर स्तनपान द्यावे. सिझेरिअन नंतर स्तनपान करताना आईला त्रास होणार हे गृहीत असते. बाळाला मांडीवर घेऊन जर स्तनपान करता येत नसेल तर आईने झोपून बाळाला स्तनपान द्यावे. किंबहुना आई शुद्धीवर आलेली नसतानाही बाळाला स्तनापाशी द्यायला हरकत नाही. कोणत्याही परिस्थितीत उशीर करू नये. अधिक माहितीसाठी प्रकरण चार व पाच वाचा.

२१) मासिक पाळी दरम्यान स्तनपान द्यावे का?

मासिक पाळीच्या वेळी दूध पाजण्यास काहीच हरकत नाही. मासिक पाळी दरम्यान दूध दिल्यास त्याचा आईवर किंवा बाळावर कोणताच प्रतिकूल परिणाम होत नाही.

२२) स्तनपान देताना कामप्रेरणेवर काय परिणाम होतो?

काही स्त्रिया कामप्रेरित होतात तर काहींना काहीच वाटत नाही. काही असले तरी बाळाला स्तनपान करण्याचा आनंद व समाधान अनुभवायचं आहे हे ध्यानात ठेवावे.

२३) स्तनपानामुळे गरोदरपण टाळता येते का?

सहा महिने स्तनपान करत असताना गरोदर रहाण्याची शक्यता कमी असते. कारण या काळात मासिक पाळी येत नाही. असे असले तरीही काही वेळा मासिक पाळी न येताच गरोदरपण येऊ शकते. त्यामुळे तुम्हाला जर तुम्हाला पाळणा पुढे ढकलायचा असेल तर गर्भनिरोध साहित्याचा वापर करावा. म्हणजे कसलीच काळजी रहात नाही. थोडक्यात, स्तनपान करीत असताना गरोदर न रहाण्याची शंभर टक्के हमी नाही.

२४) मी गरोदर असताना स्तनपान करू शकते का?

पहिले काही महिने तुम्ही स्तनपान करू शकता. पण दोन-तीन महिन्यानंतर

स्तनपान बंद करणे बरे. कारण त्याचा गरोदरपणात तुम्हाला त्रास होणार. काही स्त्रिया दोन-दोन मुलांना स्तनपान देतात. पण ते आई व नवीन बाळासाठी योग्य नाही. त्यामुळे नवीन बाळाला पुरेसे दूध मिळत नाही. आणि जास्त दूध तयार करण्यासाठी आईला त्रास सहन करावा लागतो. म्हणून गरोदरपण समजल्यावर स्तनपान बंद करणे योग्य.

२५) कमी दिवसाच्या किंवा कमी वजनाच्या बाळाला स्तनपान द्यावे का?

जर बाळ दूध ओढू शकत असेल तर अशा बाळाला अवश्य दूध द्यावे. अशा बाळाच्या आईच्या दूधातील प्रथिनांचे प्रमाण जास्त असते. त्यामुळे बाळाची वाढ चांगली होते. बाळ जर दूध घेत नसेल तर पंपाने किंवा हाताने पिळून जमा केलेले दूध बाळाला वाटी चमचा किंवा नाकातून घातलेल्या नळीतून देतात. इतर कोणत्याही दूधापेक्षा अशा बाळाना त्याच्या आईचे दूध देणे जास्त फायदेशीर असते. बाळ दूध ओढू लागेपर्यंत अशा प्रकारे दूध द्यावे.

२६) स्तनावर शस्त्रक्रिया केल्यास स्तनपान करू शकते का?

ज्या स्तनावर शस्त्रक्रिया केलेली नाही त्यातून दूध देऊ शकता. डॉक्टरांचा सल्ला घ्यावा.

२७) फवारणी केलेली फळे, भाज्या किंवा डास निर्मूलनासाठी केलेल्या फवारणीमधील रसायने दूधात उतरतात का?

अशी रसायने दूधात उतरल्यामुळे बाळावर परिणाम होत नाही.

२८) सहा महिन्यानंतर बाळाचे स्तनपान कमी करून वरचे अन्न सुरू करतो त्यावेळी गायीचे, पावडरचे किंवा म्हशीचे दूध देणे गरजे आहे का?

अन्न सुरू केल्यावरही आई बाळाला स्तनपान करीत असतेच. म्हणजे बाळाला दूध मिळत असतेच. त्यामुळे गायीचे, पावडरचे किंवा म्हशीचे दूध देण्याची गरज नाही.

२९) स्तनपान करताना दुखते का?

नाही. पण काही वेळा सुरुवातीला थोडे दुखू शकते. पण ते सराव झाला की कमी होते. जर कायम दुखत असेल तसेच नंतरही दुखत असेल तर

डॉक्टरांचा सल्ला घ्यावा.

३०) बाळाला दात आल्यावर काय होते?

खरेतर काहीच त्रास होत नाही. काही वेळ भूक भागल्यावर शेवटी बाळ बोंड चावते. अशा वेळी बाळाला न चावण्यासंबंधी आई शिकवू शकते.

३१) माझे दूध बाळासाठी सुयोग्य आहे हे कसे समजायचे?

तुमचे दूध पातळ आणि पाण्यासारखे असते. तसेच ते निळसर दिसते. तुमचा आहार योग्य असेल तसेच तब्येत उत्तम असेल तर तुमच्या दूधात सर्व अन्नघटक योग्य प्रमाणात असणार. काळजी करू नका.

३२) बाळाचे पहिल्या आठ दिवसात अंगावरील दूधाने पोट भरत नसेल तर काय करावे?

बाळाला योग्य प्रकारे स्तनपान सुरू केल्यास असे होत नाही. पहिल्या दोन-तीन दिवसांत बाळाचे पोट उपलब्ध दुधाने भरते. पण तरीही बाळाचे पोट भरत नसेल तर गायीचे दूध दिलेले चालेल. पण असे दूध देण्याआधी बाळाला पुरेसा वेळ छातीशी घेणे गरजेचे असते. त्यानंतरच बाहेरील दूध पाजण्याचा विचार व्हावा. जर गायीचे दूध द्यावे लागले तर प्रथम ते उकळून थंड करून, त्यावरील साय काढून शंभर मि.लि. दुधात एक चमचा साखर घालावी. असे बनविलेले दूध चमचा वाटीनेच पाजावे.

३३) बाळाला स्तनपान करीत असताना इतर काही भरवावे का?

पहिले सहा महिने बाळाला स्तनपानशिवाय काहीच देऊ नये. तसेच या सहा महिन्यात बाळाला पाणी पाजण्याचीही गरज नाही. आईच्या दुधात जवळजवळ ८५ टक्के पाणी असते. त्यामुळे वेगळे पाणी पाजण्याची गरज भासत नाही.

शंकाचे निरसन वेळीच करून घ्यावे त्यामुळे आईची काळजी कमी होते.

■■